D1672710

Spezielle Chirurgie für die Praxis, Band II/3

Spezielle Chirurgie für die Praxis

Herausgegeben von

Franz Baumgartl

Karl Kremer

Hans Wilhelm Schreiber

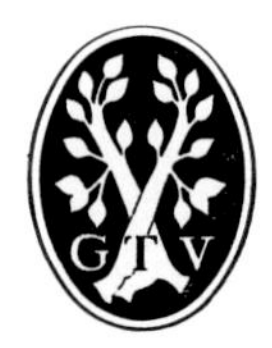

1972

Georg Thieme Verlag Stuttgart

Band II, Teil 3: Brüche des Erwachsenen - Abdominalchirurgie im Kindesalter - Urologische Eingriffe - Gynäkologische Eingriffe

---

Bearbeitet von

H. van Ackeren
H. H. Bräutigam
H. Imdahl
G. Karcher
W. Vahlensieck

365 Abbildungen in 907 Einzeldarstellungen,
2 Tabellen

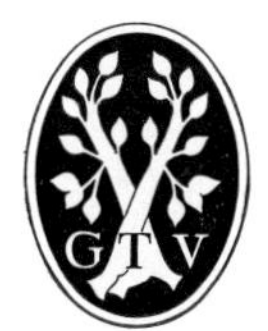

1972

Georg Thieme Verlag Stuttgart

Herausgeber

BAUMGARTL, FRANZ, Prof. Dr. med.,
Chefarzt der II. Chirurgischen Klinik der Städtischen Krankenanstalten, Augsburg

KREMER, KARL, Prof. Dr. med.,
Direktor der Chirurgischen Universitätsklinik, Düsseldorf

SCHREIBER, HANS WILHELM, Prof. Dr. med.,
Ärztlicher Direktor des Marienkrankenhauses, Chefarzt der Chirurgischen Abteilung, Hamburg

ISBN 3 13 **445**801 2

Mitarbeiter des II. Bandes, Teil 3

VAN ACKEREN, HERMANN, Dr. med.,
Leitender Oberarzt, Chirurgische Abteilung, Marienkrankenhaus, Hamburg

BRÄUTIGAM, HANS HARALD, Dr. med.,
Chefarzt, Frauenklinik, Marienkrankenhaus Hamburg

IMDAHL, HERMANN, Prof. Dr. med.,
Chefarzt, Chirurgische Klinik, Johannes-Hospital, Dortmund

KARCHER, GÜNTHER, Prof. Dr. med.,
Chefarzt, Urologische Klinik, Städtisches Krankenhaus Offenbach

VAHLENSIECK, WINFRIED, Prof. Dr. med.,
Direktor, Urologische Universitätsklinik, Bonn-Venusberg

Inhaltsverzeichnis

Chirurgie der Brüche des Erwachsenen

Von H. van Ackeren, Hamburg

Abdominalchirurgie im Kindesalter

Von H. Imdahl, Dortmund

Urologische Eingriffe

Von G. Karcher, Offenbach, und W. Vahlensieck, Bonn

Chirurgie des Ureters

Chirurgie der Blase

Gynäkologische Eingriffe

Von H. H. BRÄUTIGAM, Hamburg

Chirurgie der Brüche des Erwachsenen

(CZERNY 1877, PAULY 1878, SOCIN 1879, LAUFENSTEIN 1890)[59]

Von H. VAN ACKEREN, Hamburg

Allgemeines

Die Bruchkrankheit umfaßt regelwidrige Veränderungen, die Lage und Verhältnis von Bauchfell und Eingeweiden zueinander betreffen. In jedem Fall handelt es sich um eine Aussackung des parietalen Bauchfellblattes meist *vor*, seltener *in* die Bauchdecken oder aber um eine Taschenbildung *innerhalb* der Bauchhöhle, in denen zeitweilig oder anhaltend Teile von Darm oder Netz gelagert sind bzw. wiederholt eindringen.

Der *Krankheitswert* des Bruches liegt in der Gefahr:

1. Der Ernährungsstörung von Darmrohr, Darmwurzel und/oder Netz,
2. der Passagestörung (inkompletter oder kompletter Ileus) und
3. den daraus resultierenden Komplikationen.

Manifestationen dieser Störungen sowie ihre vorsorgliche Ausschaltung bilden die Basis der chirurgischen Indikationsstellung. Allen weiteren Faktoren, z. B. riesige Ausmaße eines Bruches, kommt dabei in der Regel eine nur sekundäre Bedeutung zu[3, 27, 28, 29, 35, 36, 45, 55, 60, 62, 63, 64].

Bruchformen

Wir unterscheiden folgende chirurgisch wichtige Formen einer Hernie:

1. *Nach der Entwicklung*
   a) *Angeborene Hernien:* Nabelbruch, Leistenbruch beim offenen Processus vaginalis peritonaei.
   b) *Erworbene Brüche:* Bruchsack im präformierten Gewebsspalt, z. B. entlang der Gefäße, Nerven, Muskeln oder Kanäle bzw. Bänder. Ähnlich disponiert sind muskelschwache Abschnitte der Bauchwand wie das Trigonum lumbale PETITI (von unten begrenzt vom Darmbeinkamm, seitlich vom M. obliquus externus abdominis und medial vom M. lattissimus dorsi. Der normale Verschluß dieser Lücke erfolgt durch den Ursprung des M. transversus abdominis, die Fossa inguinalis medialis, die Linea alba usw.

Weniger ob der Entstehung, als unter Berücksichtigung der Therapie werden die *Narbenbrüche* eigens behandelt (s. Bd. II, Teil 2, S. 93ff.). Dabei handelt es sich um Ausstülpungen des Bauchfelles in ein nachgebendes Wund- oder Narbengewebe.

2. *Nach der Beziehung zur Bauchhöhle*
   a) *Äußere Brüche der Bauchwand:* Ausstülpung des äußeren Bauchfellblattes (Abb. 1).
   b) *Innere (intraperitonäale) Brüche:* Fesselung von Eingeweiden in Bauchfelltaschen (Abb. 2).

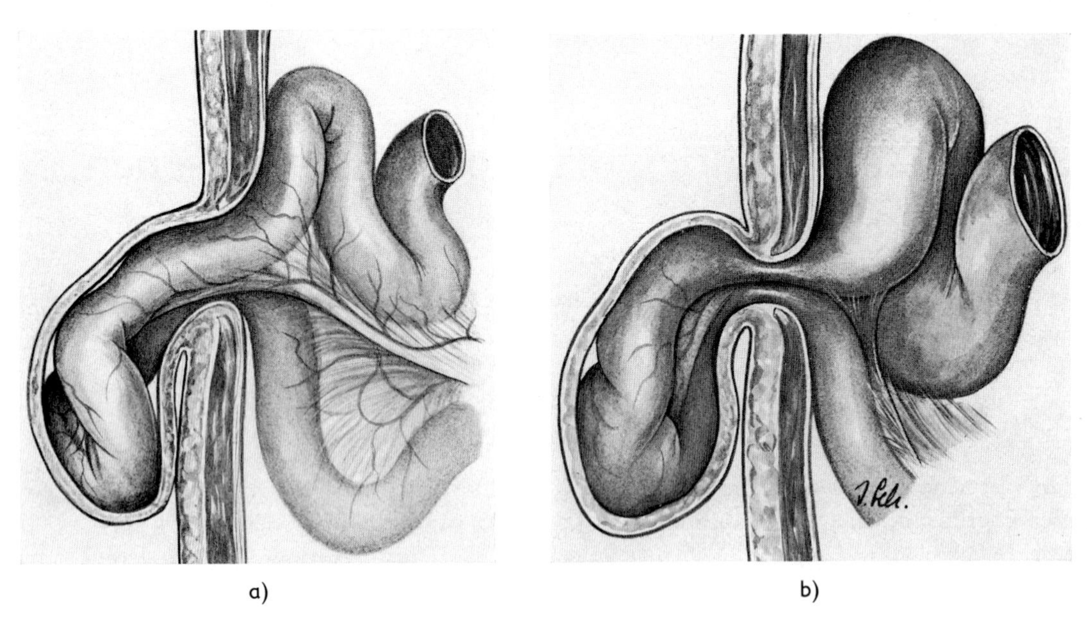

Abb. 1. **Äußerer Bruch** am Beispiel einer Nabelhernie. a) Mit Eingeweide gefüllter Bruchsack, b) eingeklemmter Bruch.

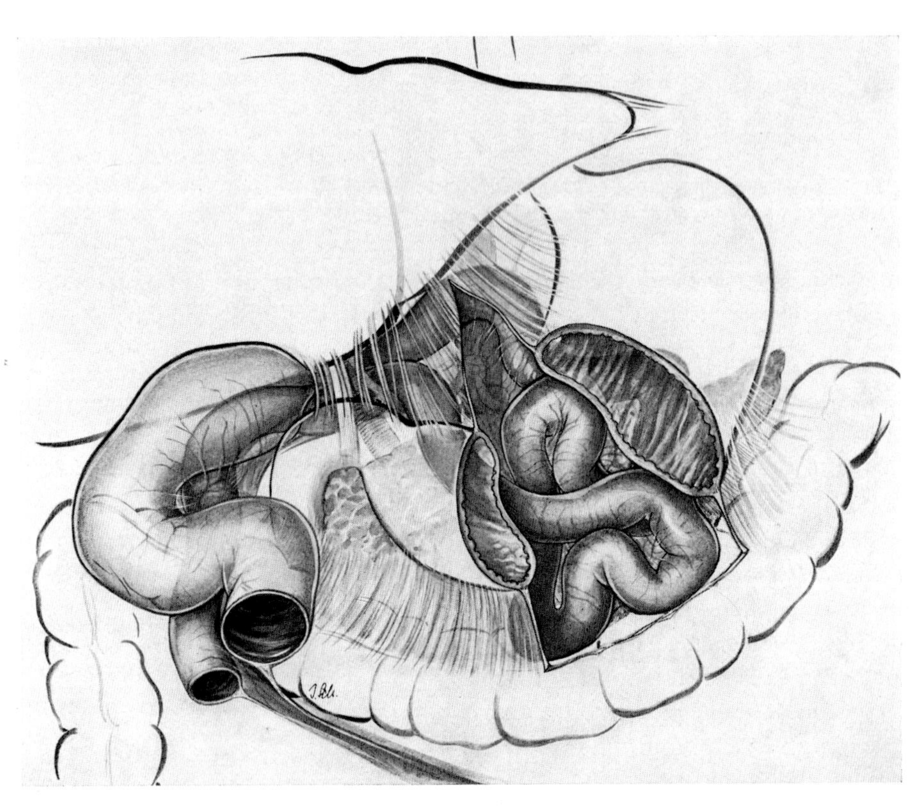

Abb. 2. **Innerer intraperitonäaler Bruch** am Beispiel einer Hernie des Foramen *Winslowi.* Der Dünndarm ist in die Bursa omentalis eingetreten.

3. *Nach ihrer Symptomatologie und dem klinischen Bild*
   a) Reponible Hernien.
   b) Inkarzerierte Hernien.
   c) Bruchzufall.

Die chirurgisch wichtigsten Teile eines Bruches sind

1. Bruchpforte,
2. Bruchsack,
3. Inhalt des Bruchsackes und
4. Bruchhüllen.

Die *Bruchpforte* erlaubt den Austritt des Bauchfells. Sie wird aus den Schichten der Bauchwand und des Beckens, also aus Muskel-, Sehnen-, Narben- oder auch Knochengewebe gebildet. Der sich anschließende, sich durch die Bauchdecken entwickelnde Kanal kann gerad- oder schräglinig verlaufen. Die jeweilige Lokalisation gibt dem Bruch den Namen.
Der *Bruchsack* besitzt je nach Kaliberweite seiner Pforte eine unterschiedlich weite Ausdehnung. Ähnlich einem Divertikel entsteht der Bruch unter dem Einfluß einer Pulsion. Im einzelnen unterscheidet man Hals, Körper und Grund (Fundus, Kuppe). Klinisch und chirurgisch ist der Hals der wichtigste Abschnitt. Traumatische und entzündlich reaktive Veränderungen können die an sich spiegelnd glatte Innenfläche schwielig umwandeln, zu partiellen Obliterationen oder auch zu Pseudozysten (Hernia encystica) führen. Selten kann auch der Brucksack durch nekrotische und entzündliche Umwandlungen verbraucht und durch unspezifisches Narbengewebe ersetzt werden (Hernia accreta).
Den *Bruchinhalt* können nahezu sämtliche Teile der Bauchhöhle bilden. Gelegentlich ist der größere Teil der Eingeweide in den Bruchsack verlagert, so daß es zu einem „Platzwechsel“ zwischen Eingeweide und Bruchsack kommt und Organe und Gewebe ihr „Heimatrecht verloren zu haben scheinen“. Gewöhnlich enthält der Bruchsack Darm, Darmwurzel oder Netz und Transsudat (*Bruchwasser*). Unter bestimmten Komplikationen, meist als Folge einer lokalen oder auch diffusen Peritonitis, treten Blut, Exsudat usw. im Bruchsack auf.

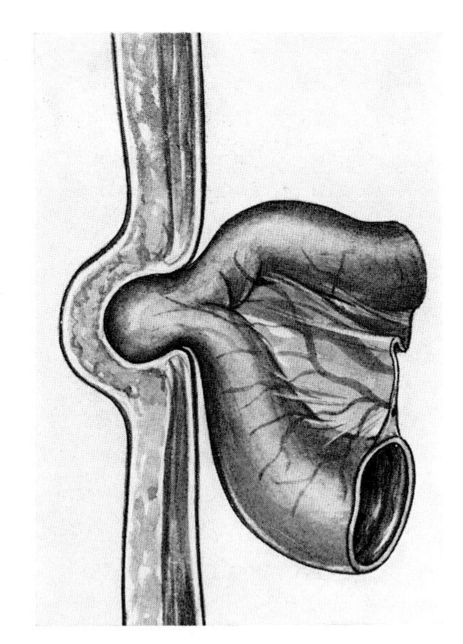

Abb. 3. **Richter-Hernie.** Lediglich ein Teil der Darmwand ist in den Bruchsack eingetreten.

Eine Sonderform ist der *Gleitbruch*. Dabei fallen retroperitonäale Eingeweideabschnitte vor (z. B. Colon ascendens sive descendens, Zökum oder Harnblase). Wichtig ist, daß sie einen Teil der Wand des Bruchsackes bilden und daß ihre Eröffnung bei der Hernienoperation tunlichst vermieden werden muß.
Eine weitere Besonderheit ist die LITTRÉ-Hernie (LITTRÉ 1700[32]), bei der sich ein MECKEL-Divertikel im Bruchsack befindet. Dieser Bruch wird gelegentlich verwechselt mit der RICHTER-Hernie. Hier sind Teile der Darmwand „kalottenartig“ in Bruchpforte oder Bruchsack eingeklemmt und rupturgefährdet (RICHTER 1783[50]).
Eine andere chirurgisch interessante Form ist der *Zwei- oder Mehrkammerbruch* (COOPER 1804[11], HESSELBACH 1814[21]). Darüber hinaus gibt es verschiedene Modifikationen der Bruchsackform und seines Inhaltes, die mehr historische als praktisch operative Bedeutung haben.

Die den Bruchsack umgebenden Schichten heißen *Bruchhüllen.* Je nach Lokalisation des Bruches treibt der Bruchsack verschiedene ihm vorgelagerte Schichten der Bauchwand vor sich her. Am einfachsten liegen die Verhältnisse beim Nabelbruch, wo der Peritonäalsack unmittelbar unter die Haut gelangt. Bei den übrigen Bruchformen ist die Situation anders, wie beispielsweise bei der Leistenhernie, wo die Bruchhüllen vom peritonäalen Bruchsack, präperitonäalem Fettgewebe, der Fascia transversalis des M. cremaster, der Fascia superficialis perinei und der Epidermis gebildet werden. Die Kenntnis der möglichen Schichten ist für die anatomische Präparation von Wichtigkeit

Prinzipien der chirurgischen Bruchbehandlung

1. Darstellen der Brüchhüllen und der Bruchpforte.
2. Versorgen des Bruchinhaltes.
3. Beseitigen des Bruchsackes (Ursache des „unechten Rezidivs").
4. Verschluß der Bruchpforte (Ursache des „echten Rezidivs"[16, 19, 27, 29, 45]).

Operative Taktik

Die operative Taktik berücksichtigt fünf klassische Arbeitsphasen[45, 47, 51, 55, 60, 62]:

1. *Darstellen der Bruchhüllen und der Bruchpforte*[36]

   Nach Inzision der Haut und des Unterhautzellgewebes über der Bruchgeschwulst werden die weiteren Bruchhüllen schichtweise mit Skalpell oder Schere getrennt, der Bruchsack und die Pforte freigelegt. Die Präparation muß eine klare anatomische Übersicht für die nächsten Schritte schaffen.

2. *Versorgung des Bruchinhaltes*[19]

   Der Inhalt des Bruchsackes wird nach den allgemeinen Regeln der Darmchirurgie versorgt. Der mit Eingeweide gefüllte Bruchsack wird an einer freien Stelle eröffnet (Cave: Gleitbruch!). Das Bruchwasser gibt einen ersten Hinweis auf den Zustand des Imponates und evtl. Bruchzufälle. Je nach Beschaffenheit dieser Flüssigkeit (klar-wäßrig, hämorrhagisch, trübe, eitrig, geruchlos oder riechend) wird man vor Spalten des Bruchringes versuchen, die Peritonäalhöhle abzustopfen, eindeutig nekrotische Darmteile extraperitonäal vorzuluxieren und zu resezieren u. ä. m., um beispielsweise manifeste Infektionen vorsorglich zu begrenzen.

Über die Vitalität eingeklemmter Darmteile orientieren der spiegelnde Serosaglanz, die durchschnürende Peristaltik und die intakten Gefäße, deren Pulsation man am Übergang von Darmwurzel und Darmrohr erkennt. Durch Aufträufeln warmer Kochsalzlösung retonisieren sich ektatisch gewordene Darmsegmente. Das früher geübte Anfeuchten mit Novokain unter Suprareninzusatz kann u. U. durch beschleunigte Resorption des Suprarenins zum akuten Herzstillstand führen und ist deshalb kontraindiziert.

Bestehen Zweifel an der Lebensfähigkeit einer Darmschlinge, ist es richtig, im sicher Gesunden zu resezieren. Thrombosierte Mesenterialgefäße sind in den distalen Strecken weder für eine medikamentöse noch eine operative Rekanalisierung geeignet.

Umschriebene Schäden der Darmwand, sog. Schnürringe, kenntlich an anhaltenden flekkig-zyanotischen Verfärbungen, werden durch einzelne seromuskuläre Darmnähte gedeckt.

Nach Lösen allfälliger Verwachsungen gleitet der gesunde Bruchsackinhalt durch den erweiterten Bruchring in die Leibeshöhle zurück. Gewaltanwendung sollte dabei nicht nötig sein.

In jedem Falle ist die Kontrolle der proximal und distal benachbarten Darmschlingen auf eine Distanz von wenigstens 20 cm erforderlich. Nur so vermeidet man die Gefahr des Übersehens einer *retrograden Einklemmung*, einer falschen oder *Schein-Reposition* u. a. m. (s. dazu auch Bruchzufälle s. u.). Bestehen Schwierigkeiten, wird der Eingriff zur *Herniolaparotomie* erweitert, um die Situation korrekt zu beurteilen und sich evtl. darüber zu orientieren, ob weitere Veränderungen erfaßbar sind, die über intraabdominelle Drucksteigerung das Austreten eines Bruches gefördert haben könnten (*Bruchzufall*[37, 7]). Bei Erweiterung des Bruchringes zur *Herniolaparotomie* ist darauf zu achten, daß die Inzision anatomisch günstiger Muskel- oder Faszienordnung entlang erfolgt, um spätere Schwächen der Bauchwand zu vermeiden.

Liegt die *Appendix im Bruchsack*, sollte man sie entfernen[7].

Keine Schwierigkeiten bietet der Verschluß des Bruchsackes, der im Augenblick der Operation leer ist und in den Eingeweide nur intermittierend eingetreten waren.

3. *Resektion des Bruchsackes*[39, 45]

Der leere Bruchsack wird im Halsbereich extraperitonäal mobilisiert und — soweit wie möglich — hervorgezogen. Nach leichter Torsion gelingt der Verschluß am sichersten durch eine Durchstechungsligatur mit schwer- oder nichtresorbierbarem Nahtmaterial (Polyester, Prolypropylen 3—0/2—0, Leinenzwirn Nr. 60 [Abb. 4]). Sind anliegende Gefäße nicht genau zu übersehen, empfiehlt sich die innere Tabaksbeutelnaht (Abb. 5). Die überstehenden Lefzen des Bruchsackes tragen wir im allgemeinen ab. Einige Operateure benutzten diese Teile als tamponierenden Verschluß der Bruchpforte[40]. Die Methode nach KOCHER mit Transfixation des Bruchsackes durch alle Schichten der Bauchwand wird kaum noch geübt. Die häufig angewandte Verlagerung des Bruchsackstumpfes unter die Muskulatur der Mm. obliquus internus und transversus abdominis nach BASTIANELLI ist bei exakter Operationstechnik überflüssig (Abb. 6).

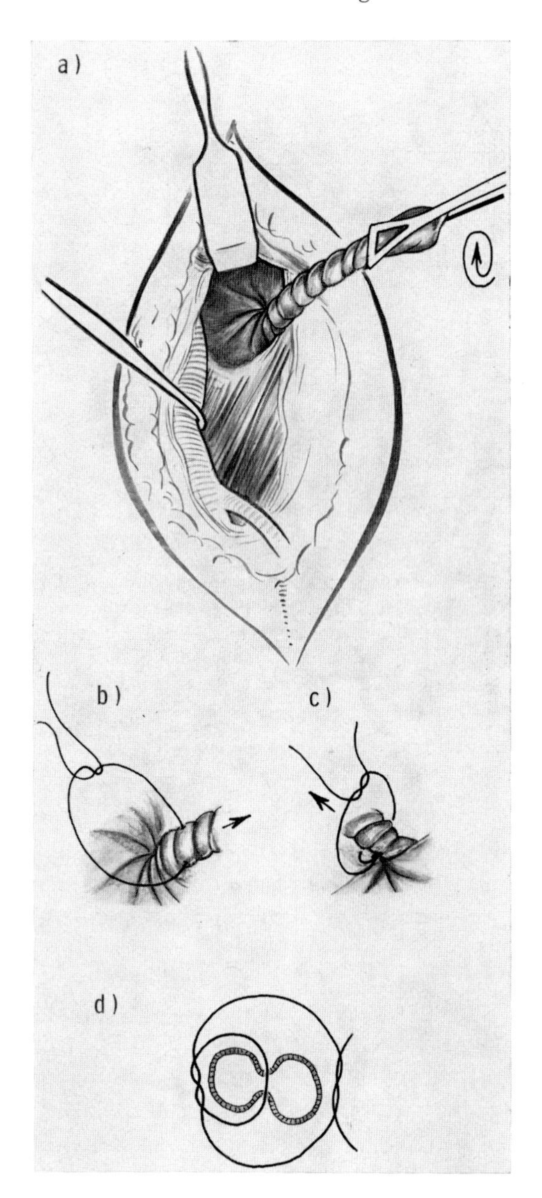

Abb. 4. **Versorgung des Bruchsackes.** a) Der bis zum Hals allseits freipräparierte Bruchsack wird eröffnet, die Innenfläche und der zugängliche Abschnitt der Bauchhöhle werden mit Auge und Finger kontrolliert und schließlich torquiert. b) Durchstechungsligatur am Hals des Bruchsackes. c) Die Fäden werden nach beiden Seiten geknüpft und die überstehenden Anteile des Bruchsackes abgetragen. d) Fadenführung der Durchstechung (Nahtmaterial: Polyester, Polypropylen 3-0/2-0; Leinenzwirn Nr. 60).

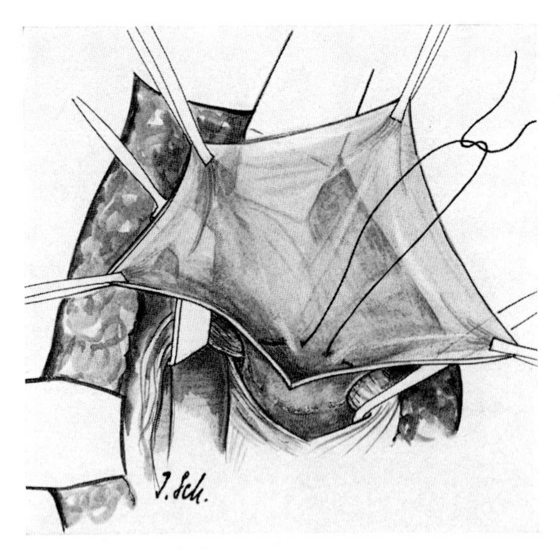

Abb. 5. **Verschluß des Bruchsackes.** Innere Tabaksbeutelnaht zum Verschluß des Bruchsackhalses. Sie wird unter Sicht oberflächlich durch das spiegelnde Peritonäum gelegt und vermeidet die Verletzung anliegender Gefäße oder Gewebe. Überstehende Anteile des Bruchsackes werden reseziert.

Bei *größeren Narbenhernien* und *größerer Bruchpforte* wird man erst den instabilen Bruchsack resezieren und frische, gesunde Peritonäalränder durch Einzelnähte mit nichtresorbierbarem Nahtmaterial verschließen.

Gleitbruch

Eine Sonderform bildet der *Gleitbruch*. Harnblase oder Dickdarm, die einen Teil des Bruchsackes bilden, müssen geschont und wandständig belassen werden. Nur der freie Rand des Bruchsackes wird bis auf einen nahtfähigen schmalen Saum abgetragen und verschlossen (Abb. 7).

4. *Versorgung der Bruchpforte*

Nach genauer Darstellung der exakten anatomischen Verhältnisse lassen sich die Brüche der Bauchwand mit nur wenigen Ausnahmen — ohne Fremdgewebe — direkt verschließen. Die klassischen Methoden gestatten es, Hernien auch an den anatomisch „schwachen Stellen" der Bauchwand und im Bereich der Durchtrittspforten von Nerven und Gefäßen zu versorgen und die allfälligen Bruchpforten zu schließen. Die Sicherheit des Nahtverschlusses kann durch besondere Verfahren gesteigert werden. Operationstaktik und Nahtmaterial sind bei den speziellen Hinweisen aufgeführt.

Hilfsmittel für den Verschluß der größeren Bruchpforten im vorgeschädigten Gewebe sind:

a) Homologes autoplastisches Material, wie freitransplantierte Faszie, Kutis, Korium oder gestielte Muskellappen[21].

Kirschner (1909)[23, 24] empfahl die Entnahme eines Faszienlappens oder Streifens aus dem

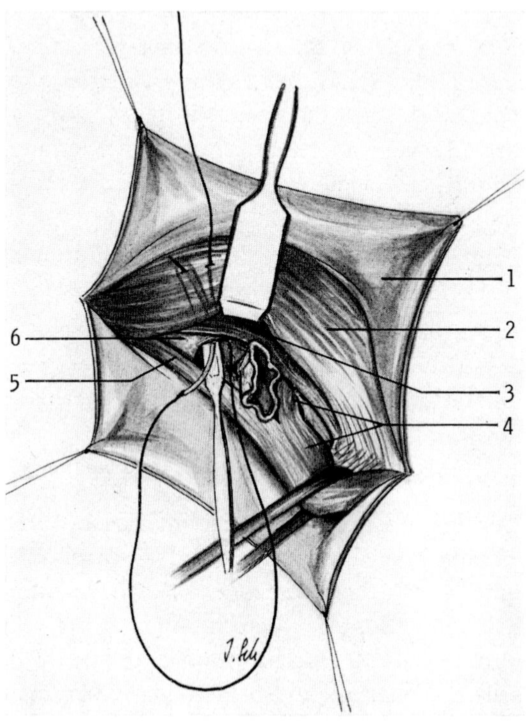

Abb. 6. **Verlagerung des Bruchsackstumpfes nach Bastianelli.** Die *Kocher*-Rinne wurde in den präperitonäalen Raum hinter die Fascia transversalis gelegt. In einem Abstand von 0,4 cm werden die bei der Bruchsacknaht nicht abgeschnittenen Fäden ca. 3 cm kranialwärts vom inneren Leistenring durch die Schichten der Fascia transversalis, des M. obliquus internus abdominis und des M. transversus abdominis nach außen geführt. Sie werden über dem M. obliquus internus abdominis geknüpft. 1 = Hochgeklappte Aponeurose des M. obliquus externus abdominis; 2 = M. obliquus internus abdominis; 3 = M. transversus abdominis; 4 = Samenstrang in der Umhüllung des M. cremaster; 5 = lateraler Ursprung des M. cremaster; 6 = Fascia transversalis am inneren Leistenring.

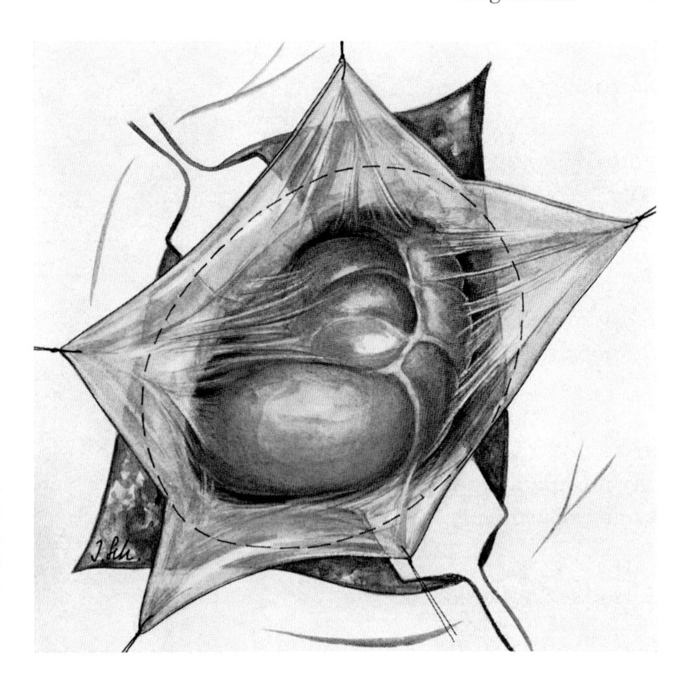

Abb. 7. **Gleitbruch.** Colon descendens und Sigma bilden einen Teil der Bruchsackwand. Die überstehenden freien Ränder des Peritonäums werden reseziert und das Peritonäum dicht über dem Darm wieder verschlossen (Resektionsgrenzen gestrichelt).

Tractus iliotibialis der Fascia lata des Oberschenkels zur Deckung oder Sicherung der Bruchpfortenumgebung. Hierzu wird der Tractus iliotibialis an der Außenseite des Oberschenkels möglichst im distalen Drittel durch einen Längsschnitt freigelegt. Je nach Größe des zu deckenden Defektes wird ein möglichst rechteckiger Lappen entfernt. Die Entnahmestelle kann im distalen Anteil des Oberschenkels offenbleiben, da hier nur selten Muskelhernien entstehen.

BRÜCKE (1957)[8, 9, 10] und andere verwenden den Fascia-lata-Streifen, der mit einem Ringmesser durch eine Stichinzision bei geschlossener Oberhaut gewonnen wird. Es ist eine Art körpereigenes Nahtmaterial für eine Schnürplastik. Die Faszienlappen werden eng auf die Bruchpforte oder deren Naht aufgesteppt (s. S. 17). Zur Verbesserung des Trans- bzw. Exsudat- oder Lymph- und Blutabflusses stichelt man das Transponat. Ähnliche Verwendung findet der Kutislappen nach REHN[48], der vor der Transplantation von Fett und auch von Epithel (THIERSCH) befreit wird. STENGEL[56] empfiehlt den Koriumlappen, der nach Ablösen eines gestielten Kutislappens mit dem Dermatom gewonnen wird. Ein WOLFE-KRAUSE-Lappen deckt schließlich den Entnahmedefekt, sofern ein regelrechter Primärverschluß seltenerweise einmal nicht möglich ist.

b) Die Notwendigkeit, alloplastische Materialien zum Verschluß der Bruchpforte heranzuziehen, besteht äußerst selten[11]. Nach Silber- und Ringnetz (GOEPEL 1928[17]) werden jetzt nur noch Tantalum — oder Kunststoffnetze verwandt[54]. Die Gewebsfreundlichkeit dieser Stoffe ist soweit verbessert, daß bei peinlicher Asepsis eine reaktionslose Einheilung erwartet werden kann. Noch nach Jahren können sich die Fremdmaterialien abstoßen. Nach guter klinischer Erprobung steht auch lyophilisierte Dura zur Verfügung, die als organische eiweißfreie Substanz dem Gewebe am ähnlichsten und ohne Allergenwirkung ist.

5. *Der Wundverschluß* erfolgt primär. Stärkere sog. Wundsekretbildung wird durch eine Dauersogdrainage, z. B. die REDON-Drainage, ausreichend entlastet. Bei unkomplizierten Leistenbrüchen erübrigt eine exakte Technik, vor allem eine subtile Blutstillung, die Kompression durch einen Sandsack. Im Gegenteil, der Sandsack kann durch lokale

Ischämisierung der Gewebe Ursache späterer Störungen der Wundheilung darstellen.

Stehen große Wunden der Bauchdecken unter Spannung, fördern entlastende Bausch- oder Bleiplattennähte die für die Heilung wichtige Ruhigstellung.

Allgemeine Indikationen zur Bruchoperation[45]

Generell gilt der von SAEGESSER (1955)[51] u. a. empfohlene Leitsatz: „Jede Hernie ist ein progredientes Leiden; die Operation ist nach Feststellung des Bruches indiziert."

Absolute Indikationen

Die diagnostizierte Hernie mit Krankheitswert und der eingeklemmte Bruch.

Relative Indikationen

Hernien bei alten Menschen oder bei solchen in schlechtem Allgemeinzustand und ohne Einklemmung; Hernien bei starker Fettleibigkeit der Patienten; lange bestehende Brüche mit großer Bruchpforte und ohne Einklemmungsgefahr; ungünstige Hautverhältnisse, wie Ekzem oder Hautdefekte nach langer Bruchbandbehandlung; Thrombosen oder Thrombophlebitiden; eklatantes Mißverhältnis zwischen Bruchinhalt und Fassungsvermögen der Bauchhöhle.

Kontraindikationen

Ausgedehnte Narben- oder Bauchwandbrüche, die nach Verschluß den Bauchinnendruck krankhaft steigern könnten und durch Bandagen ausreichend zu kompensieren sind. Unkomplizierte Brüche bei nichtbehandelter Bronchitis, bei Bronchiektasen, kardialer Dekompensation, schlechtem Allgemeinzustand und bei Aszites infolge dekompensierter Leberzirrhose oder Peritonäalkarzinose.

Operationsvorbereitung

Die Vorbereitung entspricht den Maßnahmen, die vor jedem Eingriff im Bauchraum getroffen werden (vergl. Bd. II, Teil 1, S. 17).

Neben der regelmäßigen kardialen Vorsorge der Patienten ab 5. Dezennium und Ausgleich einer gestörten Stoffwechsellage sind ausreichende Atemfunktion und Training von besonderer Bedeutung. Durch starkes *Husten* sind in der postoperativen Phase der Bruchpfortenverschluß und die Wundheilung gefährdet. Für die Brüche der Mittellinie muß der Bauchinnendruck durch Entleerung des Darmes und evtl. Gewichtsreduktion vorsorglich vermindert werden. Gute Ergebnisse sind von der Anwendung des therapeutischen Pneumoperitonäums bekannt.

Gesunde Hautverhältnisse sind eine wesentliche Voraussetzung für eine glatte Wundheilung. Ein Bruchband soll wenigstens 6—8 Tage vor der Operation nicht getragen werden.

Narkose

Als Methode der Wahl empfiehlt sich die *Allgemeinnarkose*, die bei großen eingeklemmten Brüchen und Gleitbrüchen und etwa notwendigen Herniolaparotomien am besten in Form der Intubationsnarkose mit Muskelrelaxion durchgeführt wird.

Die *Peridural- oder Spinalanästhesie* mit Ausschaltung der entsprechenden Dermatome kann in der Hand des geübten Anästhesisten bei pulmonal- und respiratorisch geschädigten Patienten eine nützliche Ergänzung darstellen.

Die *Lokalanästhesie* fordert Zeit und Geduld des Operateurs. Sie ist eine wertvolle Ausweichmethode, wenn ein Noteingriff bei einem alten Menschen ansteht, der aus kardialen oder pulmonalen Gründen eine Allgemeinnarkose nicht toleriert.

Technik der Lokalanästhesie s. Bd. II, Teil 2, S. 44.

Symptomatische Hernie — Bruchzufall

Unter einem Bruchzufall bzw. einer symptomatischen Hernie versteht man eine ursächlich verknüpfte oder zufällige *Kombination eines Bruches mit einer anderen Erkrankung der Bauchhöhle.* Charakteristisch ist die symptomatische Dominanz der Hernie und die Gefahr der Verkennung der gleichzeitig bestehenden Zweiterkrankung. Nach einem Vorschlag von CLAIRMONT (1909[67]) unterscheidet man: 1. Die reponiblen und 2. die inkarzerierten Hernien, die jeweils mit einer anderen, meist akuten Erkrankung der Bauchhöhle auftreten. Da es sich bei den Zweiterkrankungen häufig um Veränderungen handelt, die zum Bild des dynamischen oder mechanischen *Ileus* führen oder einen solchen unterhalten, ist die diagnostische Verkennung folgenschwer und der Zweiteingriff mit einem hohen Risiko (Letalitätsquoten bis über 50%!) belastet [65-70].

Häufigste Begleiterkrankungen sind: Retrograde Inkarzeration (die Darmein- bzw. Abklemmung liegt außerhalb des Bruchsackes!), Appendizitis, Cholezystitis, Magenperforation, innere Hernien, Strangulationsileus, Volvulus, Obturation, rupturierte oder extrauterine Gravidität u. ä. m.[70].

Der Bruchzufall hat zahlreiche *Synonyma:* Kombinationsileus, doppelte Inkarzeration, konsekutive Einklemmung, gleichzeitige innere und äußere Darmeinklemmung, mehrzeitiger Darmverschluß und Scheineinklemmung von Brüchen, rückläufige Einklemmungen, wirkliche und scheinbare Brucheinklemmungen, komplizierte Hernien, doppelter Darmverschluß, sekundäre äußere Hernieninkarzeration, Pseudoétranglement, Masced-Hernia usw.[66, 67, 69, 70].

Die *Diagnose* ist präoperativ schwierig, häufig unmöglich. Deshalb kommt der intraoperativen Diagnostik die entscheidende Bedeutung zu. MAURATH u. FRANKE (1964[70]) haben praktisch wichtige Hinweise gegeben, die aus der Diskrepanz zwischen Symptomatologie der Hernie und dem gesamten Krankheitsbild resultieren:

„1. Die Bruchdarmschlinge, mit den Zeichen einer Zirkulationsstörung, läßt keine deutliche Einschnürung erkennen, oder die Bruchpforte ist auffallend weit. Das Aussehen der Darmschlinge steht im Widerspruch zu den Raumverhältnissen im Bruchsack, und die Bruchdarmschlinge ist auffallend stark gebläht, obwohl sie leicht reponierbar ist.

2. Die Bruchdarmschlinge läßt ihren Inhalt leicht ausstreichen, sie füllt sich aber sofort wieder, wenn dieser Druck nachläßt oder aufhört.

3. Trotz weiter Bruchpforte läßt sich der Inhalt der Bruchdarmschlinge nicht ausstreichen.

4. Der abführende Schenkel der Bruchdarmschlinge ist nicht, wie es bei einer inkarzerierten Hernie normalerweise gefunden wird, kollabiert, sondern gebläht.

5. Eine Reposition der Bruchdarmschlinge ist nicht möglich, obwohl die Bruchpforte weit ist, oder die Bruchdarmschlinge läßt sich reponieren, fällt aber gleich wieder vor, oder es gelingt nicht, den zu- oder abführenden Schenkel der Bruchdarmschlinge vorzuziehen.

6. Die Zirkulationsstörungen einer Bruchdarmschlinge reichen weiter als der Abschnürung in der Bruchpforte entsprechen würde.

7. Wenn nach Reposition der Bruchdarmschlinge in der Bauchhöhle mit dem tastenden Finger irgendwelche verdächtigen Veränderungen, Tumoren usw. wahrzunehmen sind, sollte man sofort zur Laparotomie schreiten. Dasselbe gilt, wenn das Bruchwasser trüb-eitrig, blutig usw. ist (perforierte Appendizitis, extrauterine Gravidität, perforierter Magen usw.).“

Wurde die *Diagnose intraoperativ* verkannt, muß das postoperative Fortbestehen peritonitischer Symptome, vor allem aber eines Darmverschlusses, auf die Möglichkeit eines Bruchzufalls und auf die absolut und dringlich indizierte Relaparotomie aufmerksam machen.

Operative Taktik

Die Versorgung der Bruchzufälle erfolgt nach den einschlägigen klassischen Regeln. Trifft man bei der Operation einer reponiblen Hernie auf septische infektionstüchtige Veränderungen der Peritonäalhöhle, z. B. auf eine eitrige Appendizitis, werden beide Erkrankungen regelrecht behandelt. Bei Schwierigkeiten des Zuganges und in jedem Zweifelsfall wird eine Herniolaparotomie durchgeführt. Obligat ist eine Drainage beider Operationsfelder.

Kann man präoperativ einen Bruchzufall diagnostizieren, wird man die Versorgung eines nicht eingeklemmten Bruches zu einem späteren Zeitpunkt erwägen.

Epigastrische Hernie (Brüche der Linea alba)

Allgemeines

Die Hernie durchdringt die Linea alba zwischen den Mm. recti abdomini oberhalb des Nabels (*epigastrische Hernie*). Dem schrittmachenden Lipom (*unechte Hernie*) kann später der Peritonäalsack folgen, er vervollständigt das Krankheitsbild zur echten Hernie (Moschcowitz 1914[80]). Die meisten Hernien liegen im unteren Anteil der Strecke Schwertfortsatz und Nabel (*supraumbilikale Hernie*). Die in unmittelbarer, u. U. auch seitlicher Nachbarschaft des Nabels gelegenen Brüche werden auch *paraumbilikale Hernien* genannt.

Die epigastrische Hernie ist:

1. Erworben,
2. ein nur langsam progredientes Leiden und
3. sie bevorzugt Männer in den mittleren Dezennien. Bei Kindern und Jugendlichen ist sie selten.

Epigastrische Hernien können außerordentlich schmerzhaft sein[74], sie stellen aber in der Regel keine akut bedrohliche Erkrankung dar[72].

Gutachterliche Beurteilung

Die epigastrische Hernie wird erworben. Durch direkte Gewalteinwirkung kann das Schmerzbild vorübergehend verschlimmert, jedoch nicht ursächlich ausgelöst werden. Unter stärkster körperlicher Belastung scheint sie häufiger aufzutreten.

Indikationen

Sind andere Oberbaucherkrankungen an Galle, Magen, Zwölffingerdarm, Pankreas oder Zwerchfell ausgeschlossen, bestimmt der Beschwerdecharakter die Indikation und den Zeitpunkt der Operation. Die Operationsbelastung ist gering[73, 75, 77, 78].

Absolute Indikationen

Darmeinklemmung; in der Regel handelt es sich um Netzzipfel.

Relative Indikationen

1. Verschluß einer epigastrischen Hernie bei unklarem Oberbauchbefund; bei der Operation soll eine Exploration der Bauchhöhle erfolgen.
2. Hernien mit einem Bruchpfortendurchmesser von mehr als 1,5 cm.

Kontraindikationen

Jedes inkurable Leiden, nicht kompensierte kardiorespiratorische Störungen, gesicherte andersartige Oberbaucherkrankungen.

Narkose

Lokalanästhesie in Form der Infiltrationsanästhesie bei kleinen, isolierten, epigastrischen Hernien oder präperitonäalen Lipomen.
Allgemeinnarkose, wenn wegen mehrerer Bruchlücken die Eröffnung der gesamten Medianlinie erforderlich ist, außerdem bei großer Bruchpforte und bei der Notwendigkeit einer Kontrolle der Bauchhöhle.

Lagerung

Rückenlage.

Zugangswege

1. Bogenförmiger oder gerader, querverlaufender Schnitt über der Bruchgeschwulst.
2. Medianer Längsschnitt.

Operative Taktik

Wie bei der Rektusdiastase ist die feste Verbindung der hinteren Rektusscheide bzw. Kommissur für den Verschluß der Bruchpforte von entscheidender Bedeutung.

Operationswahl

1. Bei *isoliertem präperitonäalen Lipom* und *kleinem Bruch* genügt die einfache Naht der Rektusscheiden.
2. Ist die Linea alba schwach und sind die Rektusscheiden weit (etwa 1—2 cm und mehr) voneinander entfernt, werden die Schichten der Mittellinie der Bauchdecke regelrecht präpariert und entsprechend einzeln verschlossen.
3. Liegen *mehrere Bruchpforten* vor, spaltet die Inzision u. U. die gesamte Linea alba zwischen Xiphoid und Nabel. Der *Verschluß* erfolgt entweder:
   a) Wie unter 2. genannt, nach Trennung aller Schichten,
   b) durch Direktvereinigung der geschlossenen Rektusscheiden oder
   c) durch Doppelung der Muskel-Sehnenplatte der Bauchdecken.

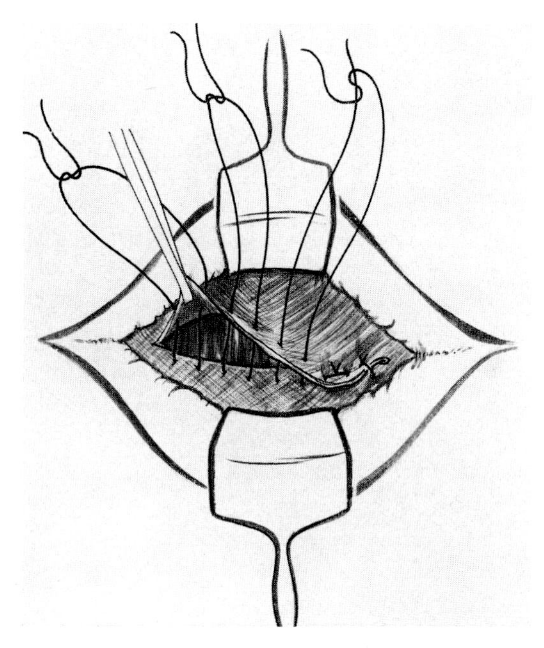

Abb. 8. **Versorgung der epigastrischen Hernie I.** Nach horizontaler Schnittführung über der tastbaren Bruchgeschwulst im Oberbauch wurde die Bruchpforte in der Linea alba zu beiden Seiten hin durch die Kommissur in die vordere und hintere Rektusscheide erweitert. Nach Versorgung des Bruchsacks erfolgt der querverlaufende Verschluß durch innere U-Nähte und äußere *Lembert*-Nähte, wobei die Linea alba und das vordere Blatt der Rektusscheide gedoppelt werden (Leinenzwirn Nr. 60, Polyester-Polypropylen 2-0/1-0).

Technik (Abb. 8 und 9)

1. *Verschluß der Bruchpforte bei isolierter epigastrischer Hernie* (Abb. 8)

Bruchpforte und Bruchgeschwulst werden dargestellt und die Pforte nach oben und unten jeweils um 2 cm erweitert. Nun liegen die Peritonäalvorderfläche und der Bruchsackhals frei, und es ist leicht zu differenzieren, ob es sich um ein eingeklemmtes präperitonäales Lipom oder um einen regelrechten Bruchsack handelt. Das Lipom wird nach Ligatur an der Basis möglichst ohne gröbere Bürzelbildung abgetragen. Der Bruchsack muß eröffnet und auf Netzeinklemmungen oder adhärente Organe hin kontrolliert werden. Der Verschluß des Peritonäums erfolgt durch eine Chromkatgutnaht (2—0). Durch Einzelnähte Polyester,

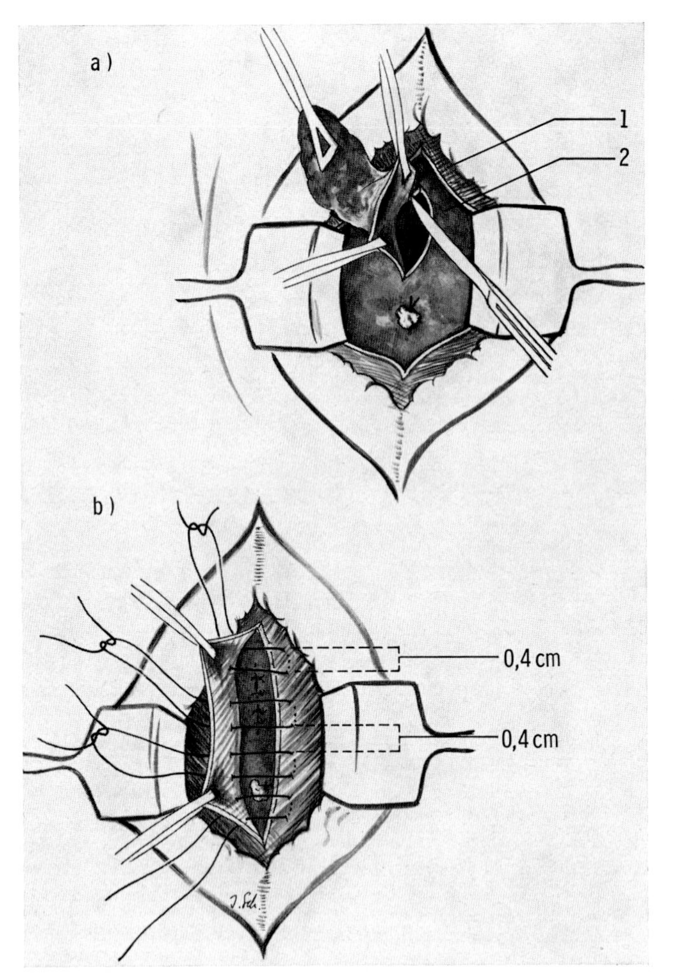

Abb. 9. **Versorgung der epigastrischen Hernie II.** a) Bei mehreren Bruchpforten der Mittellinie wird die Linea alba in Längsrichtung aufgespalten, so daß der präperitonäale Raum mit allen Bruchsäcken freiliegt. Ein präperitonäales Lipom wird an der Basis ligiert und abgetragen. Den entleerten Bruchsack exzidiert man aus dem Peritonäum am Bruchsackhals und verschließt den Defekt durch einzelne Chromkatgutnähte (1 — 0/2 — 0). 1 = Mediale Kommissur der Rektusscheide, 2 = Fascia transversalis und Peritonäum. — b) Durch U-Nähte werden die Ränder der Linea alba einschließlich der medialen Kommissuren der Rektusscheiden gedoppelt. Der Abstand zwischen den Nähten ist sehr gering (0,4 cm). Verwendet wird dünnes Nahtmaterial (Polyester, Polypropylen 2 — 0). Durch Einzelnähte wird der freie Faszienrand auf die Vorderseite einer Rektusscheide geheftet.

Polypropylen 2—0/1—0 oder Leinenzwirn Nr. 60 wird die Kommissur wieder geschlossen (Abb. 8).

2. *Mehrschichtiger mehrreihiger Verschluß der Mittellinie*

Einige Operateure erweitern zur Darstellung des Bruchsackhalses die Pforte beidseits nach lateral in die Rektusscheiden hinein. Nach Versorgung des Bruchsackes erfaßt dann die innere Nahtreihe (Polyester, Polypropylen 2—0/1—0 oder Leinenzwirn Nr. 60) zunächst das Blatt der hinteren Rektusscheiden. Die Mm. recti abdominis legen sich spannungsfrei über die vernähte Inzision. Durch weitere Einzelnähte werden die vorderen Blätter der Rektusscheiden vereinigt. Nachteilig ist, daß dieser Verschluß in der Mittellinie lediglich das Gewebe der vorgeschädigten Linea alba zur Verfügung hat. Die Nähte können einschneiden und in ihren Stichkanälen oberhalb und unterhalb der alten Bruchpforte erneut Lücken bilden. Sicherer ist der Verschluß nach Längserweiterung der Bruchpforte, wenn anschließend beiderseits die Rektusscheide von vorne eröffnet wird und ein dreireihiger Verschluß der Bauchdecken in Längsrichtung erfolgt.

3. *Verschluß nach Eröffnung der gesamten Mittellinie* (Abb. 9)

Durch einen Längsschnitt in der Linea alba werden mehrere bzw. alle Bruchpforten miteinander verbunden. Dadurch wird die gesamte Vorderfläche des Peritonäums und präperitonäalen Raumes dargestellt. Nach

Versorgung der Bruchsäcke oder der präperitonäalen Lipome erfolgt der Verschluß:

a) Durch direkte Nahtvereinigung der geschlossenen Rektusscheiden (Polyester, Polypropylen 2—0, Leinenzwirn Nr. 60).
b) Nach Eröffnung der Rektusscheide durch dreireihige Einzelnähte mit nichtresorbierbarem Nahtmaterial (s. S. 17).
c) Durch Doppelung der Muskelschicht der Bauchdecken (s. S. 17).

Komplikationen

Intraoperative Komplikationen

Bei fettstarken Bauchdecken können weitere epigastrische Hernien übersehen werden (unechte Rezidive). Der tastende Finger soll, von der Inzision der Bruchpforte ausgehend, versuchen, die weitere Linea alba auf ihre Unverletztheit hin abzutasten. Sind die Bauchdecken unter zu starker Spannung, wie es in Lokalanästhesie vorkommt, können die Nähte einschneiden und neue Bruchpforten bilden. Der Faszienverschluß muß immer so dicht sein, daß kein Fettgewebe durchtreten kann.

Postoperative Komplikationen

Nach Verwendung resorbierbaren Nahtmaterials und vorzeitiger Belastung der Bauchdecken kommt es häufiger zu Rezidiven. Durch Wickeln des Oberbauches mit einer elastischen Binde oder Elastoplast wird die Naht während der Einheilung entlastet. Die Rezidivquote liegt bei ca. 19%[79]. In etwa der Hälfte der Fälle handelt es sich um echte, neue epigastrische Hernien (WILKINSON[81]).

Rektusdiastase

Allgemeines

Die Rektusdiastase ist keine echte Hernie. Es fehlt der Bruchsack. Nach dem äußeren Aspekt kann sie durch Vorwölbung einem Bauchwandbruch gleichen. Eine Rektusdiastase reicht u. U. von der Symphyse bis zum Schwertfortsatz. Infolge einer starken Überdehnung der Bauchdecken (z. B. bei Schwangerschaft) weichen die Mm. recti abdominis in den erweiterten Muskelscheiden nach lateral. Die aus den Aponeurosen der seitlichen Bauchmuskulatur gebildete Linea alba formt sich in eine insuffiziente Narbenplatte um. Unklare Bauchbeschwerden haben in der Regel eine intraperitonäal gelegene Ursache und dürfen nicht ohne weiteres durch eine etwa gleichzeitig bestehende Dehiszenz der Mm. recti abdominis erklärt werden.

Die Rektusdiastase ist

1. erworben,
2. betrifft sie fast ausschließlich Frauen und ist
3. häufig mit Brüchen der Mittellinie oder der Nabelregion kombiniert.

Gutachterliche Beurteilung

Die Rektusdiastase ist ein chronisch erworbenes Leiden und nicht traumatischer Genese. Narbenbrüche können durch ein zusätzliches Auseinanderweichen der Mm. recti abdominis verschlimmert werden.

Indikationen

Die Anzeigenstellung wird von der Überlegung geleitet, daß der Krankheitswert einer Rektusdiastase gegenüber dem Operationsrisiko verhältnismäßig gering ist. Je nach Ausdehnung der Diastase beträgt die Letalitätsquote bis zu 10%, nach STREICHER[89] bis zu 30% und 40% auch bei guter kardialer und respiratorischer Vorbereitung. Die Rezidivhäufigkeit ist mit bis zu 75% außerordentlich hoch. Man sollte die Kranken entsprechend aufklären.

Absolute Indikationen

Zwingende Anzeigen können gegeben sein durch Komplikationen weiterer Hernien der Mittellinie, wie z. B. durch Einklemmung von Eingeweide in den Bruchsack einer gleichzeitig bestehenden Nabel- oder Paraumbilikalhernie, deren Bruchpforten ohne Beseitigung der Rektusdiastase nicht zu schließen sind. Als Notoperation beschränkt man sich auf die einfache Beseitigung der Inkarzeration.

Relative Indikationen

Eine Anzeige stellt sich bei Verschluß echter Bruchpforten im freien Intervall, zur Wiederherstellung der Bauchpresse bei Koprostase und zur Verbesserung der Bauchatmung und der allgemeinen körperlichen Leistungsfähigkeit.

Kontraindikationen

Inkurable Krankheiten, die zu einer Erhöhung des Bauchinnendruckes führen, wie Aszites bei inoperablen Tumoren oder Leberzirrhose, eine gestörte Stoffwechsellage oder eine insuffiziente kardiopulmonale Situation lassen die Bruchoperation wertlos erscheinen[83].

Narkose

Allgemeinnarkose.

Lagerung

Rückenlage, die je nach Situation durch Kopf- oder Beckentieflagerung ergänzt wird.

Zugangswege

1. Längsinzision in der Mittellinie oberhalb oder unterhalb des Nabels.
2. Medianschnitt vom Schwertfortsatz bis zur Schamfuge. Der Nabel wird links umschnitten.
3. Medianschnitt unter längsovaler Exzision der erweiterten Haut. Die Haut kann bei Bedarf als Kutisplastik nach E. Rehn verwandt werden.

Operative Taktik

Die wichtigste Sehnenplatte für den Verschluß der Diastase der Mm. recti abdominis ist das Blatt der hinteren Rektusscheide. Sie muß bei der Naht immer breit gefaßt und abgesichert werden.

Operationswahl

1. *Diastasen der Mittellinie oberhalb des Nabels* durch direkt vereinigende Naht der geschlossenen Rektusscheiden mit oder ohne Eröffnung des Peritonäums.
2. Zwei- bis dreireihiger Verschluß *unterhalb des Nabels*, da distal der Linea arcuata das Blatt der hinteren Rektusscheide fehlt.
3. Bei einer *kompletten Diastase der Mm. recti abdominis* in Ober- und Unterbauch wird die offene Doppelung der gesamten Bauchdecken in Längsrichtung durchgeführt.

Technik (Abb. 10—13)

1. *Verschluß der Rektusdiastase im Oberbauch* (Abb. 10)

Oberbauchmedianschnitt der Haut. Präparation der Linea alba und des Blattes der gesunden vorderen Rektusscheiden. Die Darstellung wird beiderseits nur soweit in das Subkutangewebe vorgetrieben, bis die Rektusscheiden für einen schmalen Nahtsaum übersichtlich sind. Löst man die Linea alba exakt am Umschlag der beiden Blätter von vorderer zu hinterer Rektusscheide ab, kann das Peritonäum geschlossen bleiben. Der umschnittene Aponeurosenanteil wird mit der Schere von kranial nach kaudal mobilisiert und vom Peritonäum abgelöst. Er kann jedoch auch in Verbindung mit dem parietalen Peritonäum belassen und versenkt werden. Besteht eine enge Verbindung zwischen Bauchfell und Sehnengewebe, ist es besser, das Bauchfell zu inzidieren und den Verklebungsbereich rautenförmig zu exzidieren.

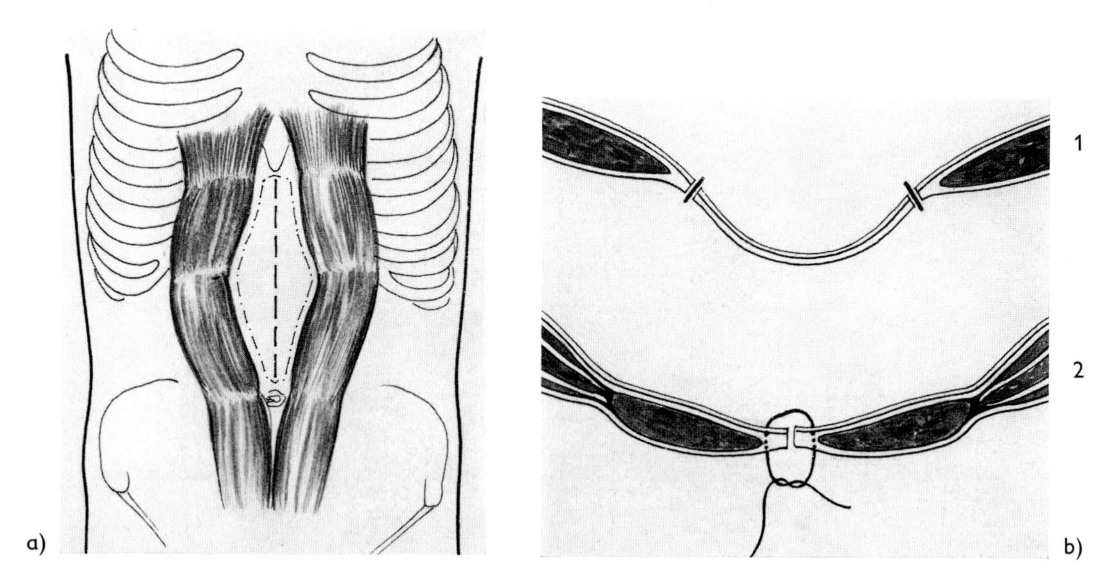

Abb. 10. **Verschluß der Rektusdiastase im Oberbauch.** — a) Längsinzision in der Mittellinie. — b) 1 = Exzision der überdehnten und insuffizienten Linea alba nahe den medialen Kommissuren der Rektusscheiden; 2 = Durch Einzelnähte werden die medialen Kommissuren der Rektusscheide gefaßt und ohne Lückenbildung vereinigt (Polyester, Polypropylen 1—0). ——— = Inzisionslinie; —.—. = Mediale Kommissuren der Rektusscheiden.

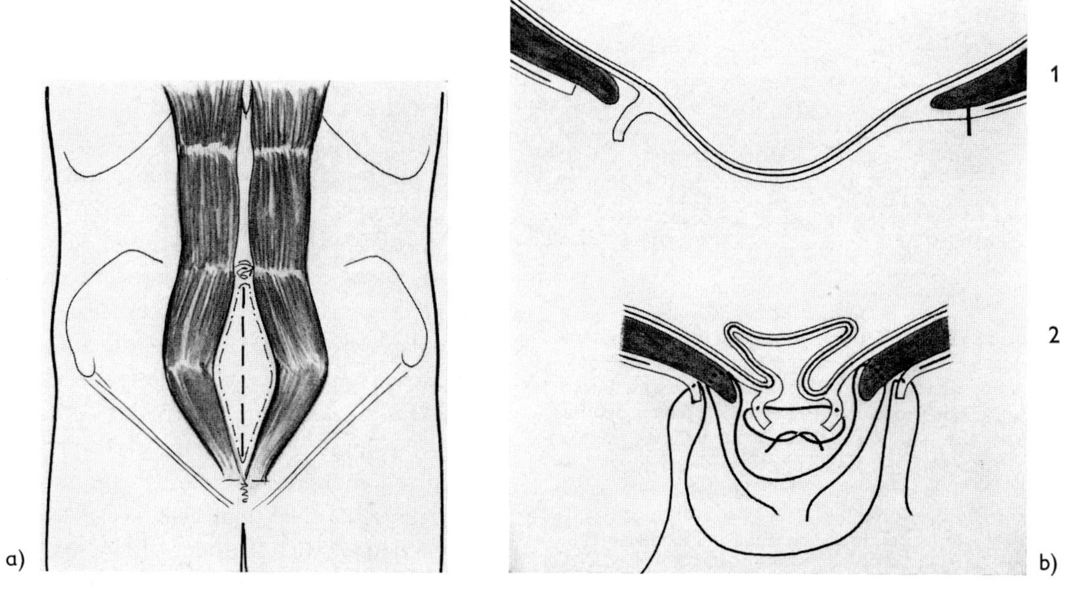

Abb. 11. **Verschluß der Rektusdiastase im Unterbauch.** a) Medianer Längsschnitt. — b) 1 = Das Blatt der vorderen Rektusscheide wird in einem Abstand von 0,5 cm parallel zur medialen Kommissur eröffnet. 2 = Die innerste Nahtreihe faßt die aufgespaltenen medialen Lefzen der Rektusscheide. Die erweiterte insuffiziente Linea alba wird nach Knüpfen dieser Nähte bauchhöhlenwärts eingestülpt und bildet ein abdichtendes Polster. Die zweite Nahtreihe faßt durch Einzelnähte die medialen Ränder der M. recti, und eine dritte Nahtreihe vereinigt die Lefzen der vorderen Rektusscheiden (Polyester, Polypropylen 2—0/1—0).

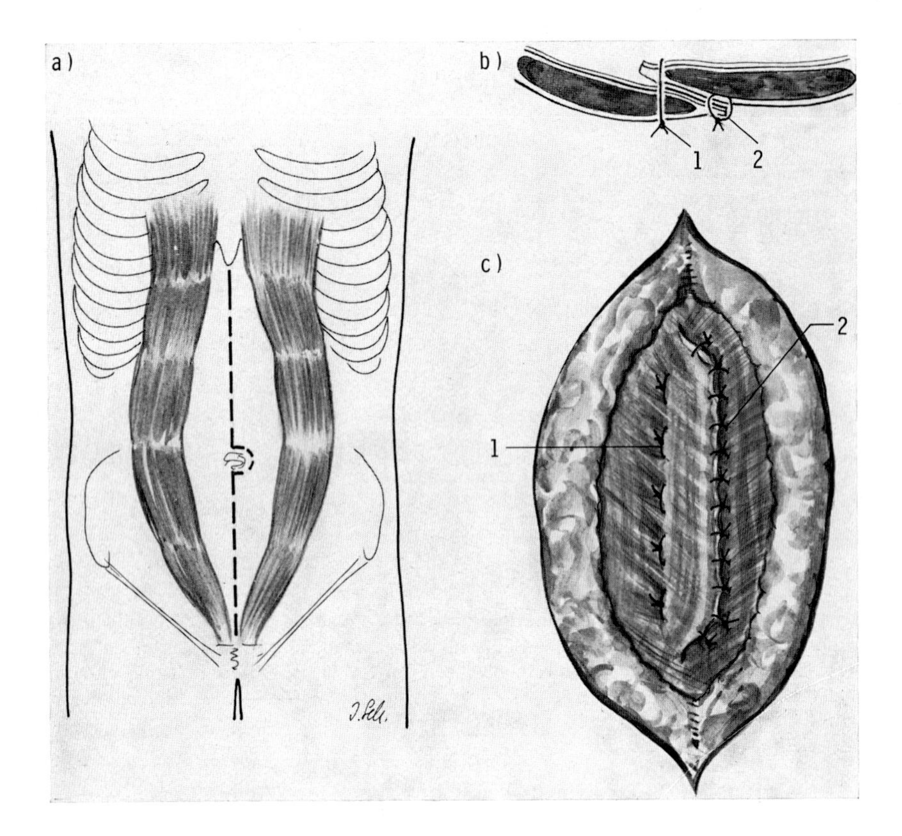

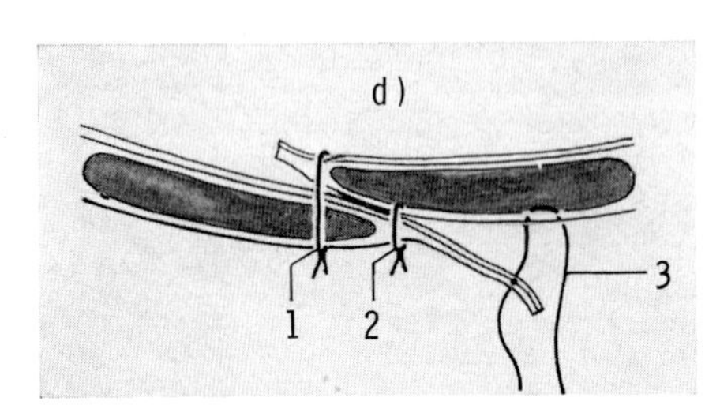

Abb. 12. **Verschluß der kompletten Rektusdiastase.** — a) Die Mittellinie des Bauches wird vom Schwertfortsatz bis zur Symphyse in Längsrichtung eröffnet. — b) Die geschlossenen Rektusscheiden werden gedoppelt. Die erste Naht faßt die mediale Kommissur einer Rektusscheide und heftet sie durch durchgreifende U-Nähte unter die gegenüberliegende Muskelschicht. Die zweite Nahtreihe faßt durch die Einzelnähte die nun überstehende Kommissur der anderen Rektusscheide und heftet sie auf die Vorderfläche der ersteren. — c) Nach Beendigung beider Nahtreihen haben die mit 1 bezeichneten U-Nähte alle Schichten der Bauchdeckenmuskulatur erfaßt. Die Einzelnähte sind als Anker weniger bedeutend. — d) In der Modifikation nach *Zenker*[90] wurde die Linea alba in der Verbindung mit einer Rektusscheidenkommissur belassen. In einer dritten Nahtreihe wird die überstehende Lefze weiter lateral auf die Vorderfläche der anderen Rektusscheide geheftet.

Gleichzeitig inspiziert man die gut erreichbaren Organe der Bauchhöhle. Durch eine fortlaufende Chromkatgutnaht (2—0/1—0) werden die freien Peritonäalränder vereinigt. Da der Peritonäalrand leicht zerreißlich ist, faßt man das Blatt der hinteren Rektusscheide in einem Abstand von 0,5 cm vom medialen Rand der Rektusscheiden mit. Zumeist ist es richtig, das Peritonäum gleichzeitig mit der Faszie zu verschließen. Die wichtigste Nahtreihe faßt die medialen Lefzen der Rektusscheide, besonders breit aber das hintere Blatt derselben mit Einzelnähten aus nichtresorbierbarem Nahtmaterial (Polyester, Polypropylen 2—0/1—0 oder Leinenzwirn Nr. 60). Die Fäden werden zunächst durch Klemmen fixiert und später von beiden Wundpolen zur Wundmitte hin einzeln geknüpft. Lediglich bei lockeren gut beweglichen Bauchdecken folgt eine zweite Nahtreihe, die die vorderen Flächen der Rektusscheiden rafft und doppelt.

2. *Verschluß der Rektusdiastase im Unterbauch* (Abb. 11)

Rektusscheiden und Linea alba werden wie oben beschrieben dargestellt. Die Linea alba wird jedoch geschont. Die Inzision verläuft im vorderen Blatt der Rektusscheide in einem Abstand von 0,5 cm parallel zum medialen Rand. In der eröffneten Rektusscheide wird der Muskel ausgehülst; die Intersectiones tendinae werden scharf durchtrennt. Nun wird ein dreireihiger Nahtverschluß möglich. Die erste Reihe faßt die medialen Lefzen der eröffneten Rektusscheiden und vereinigt sie durch Einzelnähte mit nichtresorbierbarem Nahtmaterial (Polyester, Polypropylen 2—0/1—0 oder Leinenzwirn Nr. 60). Die zweite Reihe adaptiert die Mm. recti abdominis durch Katgutnähte (Chromkatgut 2—0), wobei zuerst die Intersectiones tendineae gefaßt werden, um eine feste Verankerung zu finden. Mit der dritten Nahtreihe werden die lateralen Lefzen der vorderen Rektusscheiden verschlossen. Ist die Spannung der Nahtreihen zu groß, kann die Lücke durch einen Lappen aus Fascia lata oder Kutis[82] überbrückt werden (Abb. 13). Diese Verschlußform ist auch im Oberbauch anwendbar.

3. *Verschluß der kompletten Rektusdiastase* (Abb. 12)

In diesen Fällen wird die Muskelplatte der Bauchdecke nach KIRSCHNER[87] gedoppelt. Schnittführung und Präparation sind bereits beschrieben. Die überdehnte Aponeurose der Mittellinie kann entweder exzidiert oder belassen werden. ZENKER[90] löst die Aponeurose einseitig ab und benützt sie bei dem folgenden zweireihigen Nahtverschluß. Durch U-Nähte wird der freie Rand einer Rektusscheide ca. 3 cm unter die Hinterfläche der gegenüberliegenden Rektusscheide gezogen. Die Nähte (Polyester, Polypropylen 2—0/1—0 oder Leinenzwirn Nr. 60) werden von Kranial nach kaudal einzeln gelegt und zunächst über einer Klemme fixiert. Alternierend werden sie von oben oder unten zur

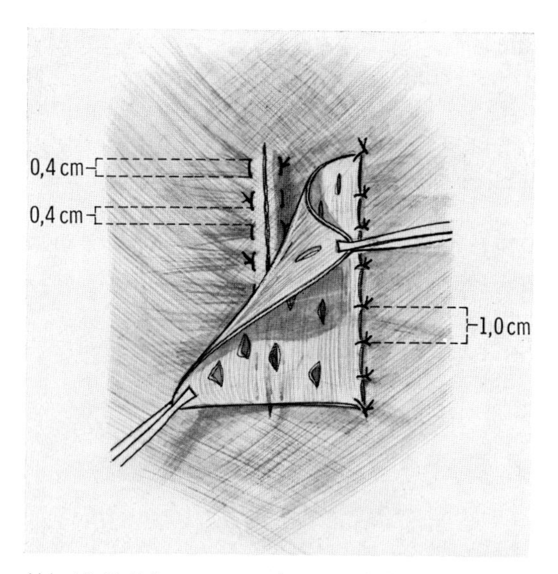

Abb. 13. **Kutislappentransplantat nach** *Rehn*[48]. Der von Epidermis und Fettgewebe befreite Lappen wird unter Spannung durch Einzelnähte auf die Vorderseiten der Rektusscheiden zur Entlastung der Naht geheftet. Durch die Stichinzisionen im Lappen selbst ist der Sekretabfluß gesichert.

Mitte hin geknüpft. Der überstehende freie Rand der anderen Rektusscheide wird durch eine weitere Nahtreihe mit dem oben beschriebenen Nahtmaterial burch U-Nähte auf die Vorderfläche der darunterliegenden Rektusscheide geheftet. Die Peritonäalränder werden in beiden Nahtreihen mitgefaßt. Bei dieser Methode verzichtet man darauf, einen Nabelring zu belassen. Durch eine kleine Einziehung der Haut in Bauchmitte kann ein Nabelgrübchen angedeutet werden.

Ausweichmethoden[84-86, 88]

Steht der Nahtverschluß unter zu großer Spannung, müssen die Bauchdecken durch zwei Bausch- oder Bleiplattennähte entlastet werden. Eine weitere Sicherung ist die Kutisstreifenplastik nach LEZIUS [88], wie sie von KNOFLATH u. BRÜCKE[88] (1935) empfohlen und vorgezogen wird (s. S. 99 Abb. 45).

Komplikationen

Intraoperative Komplikationen

Durch große Hohlräume zwischen Fettgewebe und Faszie kann die Wundheilung gefährdet sein. Die einzelnen Fäden müssen — auch unter Spannung — sicher geknotet sein und dürfen, wenn das Peritonäum mitgefaßt ist, kein freiverlaufendes Gitterwerk bilden. Einschlüpfendes Netz und Bridenbildung sind Schrittmacher für einen mechanischen Ileus. Subtile Knotentechnik ist wichtig; das Nahtmaterial soll nichtresorbierbar und zugfest sein. Mehrere dünne Fäden sind für eine Primärheilung besser als einige dickkalibrige.

Postoperative Komplikationen

Bei Wundheilungsstörungen muß frühzeitig für ausreichenden Exsudatabfluß gesorgt werden, um die eigentliche Bauchdeckennaht zu schonen. Eine subkutane REDON-Drainage des Ober- oder Unterbauches ist immer notwendig. Jede abnorme Belastung der Naht durch Husten und Pressen bei der Extubation oder später verstärkt die Rezidivgefahr, die ohnehin schon sehr groß ist.

Nabelbrüche

Allgemeines

Beim Nabelbruch (Hernia umbilicalis) tritt der Bruchsack nach Abdrängen oder Vorstülpen der Papilla umbilicalis (Nabelnarbe) durch den Anulus umbilicalis und wölbt den Hautnabel vor.

Ursachen [94, 98, 103, 106]

Angeboren: Die physiologische Nabelhernie des Neugeborenen persistiert. Das Peritonäum ist dünn, lediglich mit WHARTON-Sulze und Amnion bedeckt (*Hernia umbilicalis congenita*).

Erworben: Bevor sich die Nabelnarbe (Papilla umbilicalis) gebildet hat, tritt das Peritonäum durch den Nabelring. (*Hernia umbilicalis acquisita des Neugeborenen*).

Die Nabelnarbe ist unvollkommen und durch Pressen und Schreien tritt ein Bruch aus (*Säugling und Kleinkind*).

Durch Schwäche der Bauchwand, Überdehnung und Erhöhung des intraabdominalen Drucks entsteht die Nabelhernie des Erwachsenen. (*Hernia umbilicalis acquisita*).

Der Nabelbruch des Erwachsenen zeigt in der *Geschlechtsverteilung* ein Verhältnis von 10:1 Frau zu Mann. Er betrifft vorzugsweise *Frauen* während oder nach einer oder mehreren *Schwangerschaften.*

Der Nabelbruch kann durch *starke körperliche Belastung,* Trauma mit sekundärer *Erhöhung des intraabdominalen Drucks* oder durch krankhafte Veränderungen in der Bauchhöhle ausgelöst werden.

Er ist beim Erwachsenen ein *progredientes Leiden.*

Operationsrisiko

Gutachterliche Beurteilung

Die *Notoperation* wegen einer Nabelbrucheinklemmung hat eine *Letalitätsrate* von 17—18%, während die *Routineoperation* einen *Risikofaktor* von 0—1% hat[94]. Unklare ziehende Oberbauchbeschwerden können ihre Erklärung in einer kleinen Nabelhernie finden. Selten täuscht eine sackartige zystische Erweiterung des Urachus einen Nabelbruch vor.

Die Nabelhernie ist im allgemeinen ein erworbenes Leiden, das durch Disposition, (schlaffe Bauchdecken bei der Frau) oder durch starken Gewichtsverlust gefördert, aber auch durch ein Trauma (intraabdominelle Druckerhöhung, Blutung, Peritonitis, Darmparalyse) hervorgerufen werden kann. Fast immer befindet sich ein Netzzipfel im Bruchsack. Hohlorgane sind seltener beteiligt[95].

Indikationen

Absolute Indikationen

Jeder diagnostizierte Nabelbruch beim sonst gesunden Menschen. Der eingeklemmte Nabelbruch.

Relative Indikationen

Beim Risikopatienten: Der rezidivierend einklemmende oder reponible Nabelbruch. Der eingeklemmte Nabelbruch, bei dem mit Sicherheit lediglich Netz eingelagert ist, und der Nabelbruch mit großer Bruchpforte ohne Einklemmungsrisiko.

Kontraindikationen

Der reponible oder fixierte Nabelbruch, wenn Aszites, Peritonäalkarzinose oder Leberzirrhose die Entstehung der Hernie verursachten oder gleichzeitig bestehen[91].

Narkose

Lokalanästhesie: Bei kleinen Brüchen und Notfalloperationen sowie beim Risikopatienten. Das Vorgehen ist oft nicht völlig schmerzfrei. Der Verschluß der Bruchpforte kann schwierig sein.

Vorzuziehen ist die *Allgemeinnarkose* mit Muskelrelaxation.

Lagerung

Rückenlage mit gestreckten Beinen.

Zugangswege

1. *Bogenförmiges Umschneiden des Nabels* von unten (Spitzi[108]) (Abb. 14).
2. *Laterales links- oder rechtsseitiges Umschneiden* des Nabels (Drachter[93]) (Abb. 14).
3. *Wetzsteinförmiges Umschneiden und Exzision des Nabels* bei schlechten Hautverhältnissen und chronischem Ekzem des Nabels sowie bei alten Leuten mit Riesenbrüchen. Im allgemeinen sollte der Verlust des Hautnabels aber möglichst vermieden werden.

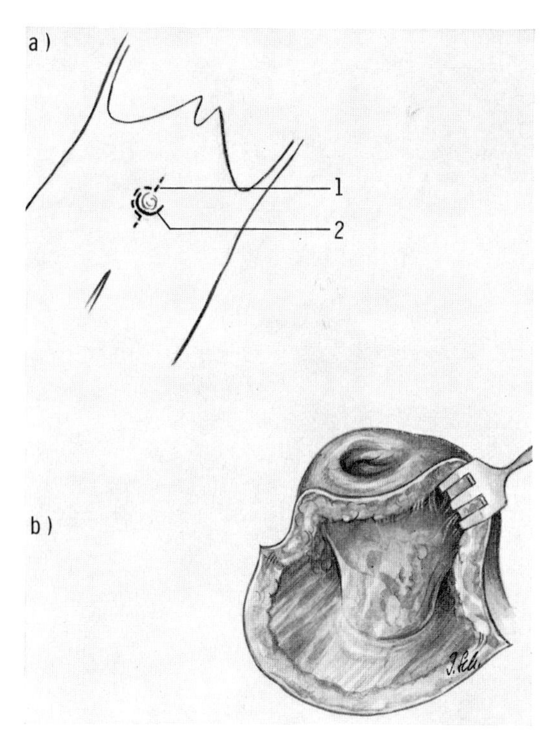

Abb. 14. **Direkter senkrechter Nahtverschluß der Nabelbruchpforte I.** a) Schnittführung. Nach *Drachter* (1) wird der Nabel links oder rechts umschnitten. Von *Spitzi* [108] (2) wurde das bogenförmige untere Umschneiden des Nabels angegeben. — b) Haut und Subkutis sind durchtrennt und die Vorderfläche der Rektusscheiden um den Nabelring freipräpariert.

Operative Taktik

1. Entfernung des Bruchsackes mit oder ohne Resektion eingeklemmten Netzes. Kontrolle eingeklemmter Hohlorgane. Lösen von Verwachsungen.
2. Sicherer Verschluß des Anulus umbilicalis mit nichtresorbierbarem Nahtmaterial.
3. Wiederherstellung eines kosmetisch zufriedenstellenden Hautnabels.

Operationswahl

1. Bei kleinen Brüchen genügt der Verschluß der Bruchpforte durch *direkte senkrechte Naht* der medialen Rektusscheidenränder.

Vorteil: Kleiner Eingriff, Erweiterung der Bruchpforte im Verlaufe der Linea alba möglich und anatomiegerecht.

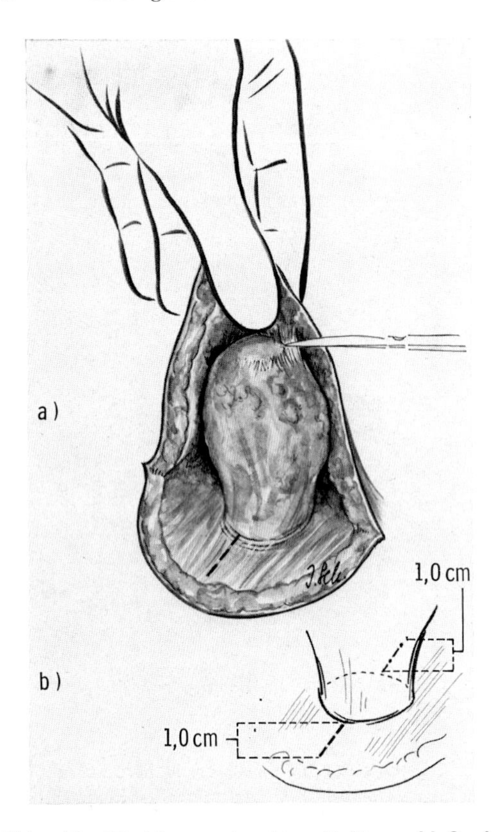

Abb, 15. **Direkter senkrechter Nahtverschluß der Nabelbruchpforte II.** — a) Die Bruchsackkuppe wird scharf vom Hautnabel gelöst. Die Inzision der Mittellinie auf die Nabelbruchpforte zu ist durch eine gestrichelte Linie angedeutet. — b) Länge der Mittellinieninzision oberhalb und unterhalb der Nabelbruchpforte.

Nachteil: Rektusscheiden bei dieser Stichrichtung aufgrund des Faserverlaufes sehr zerreißlich.

2. *Querverlaufender Verschluß (Standardmethode)*

Vorteile: Bessere Haltbarkeit der Faszienränder, deshalb die am häufigsten verwendete Methode.

Nachteile: Bei großzügiger Erweiterung der Bruchpforte müssen die Rektusscheiden eröffnet werden.

3. *Querverlaufender Verschluß der Bruchpforte mit Doppelung der gesamten Bauchdecken* (Kirschner[100], Mayo 1903[102], Dick[92]).

Vorteile: Auf die gesonderte zerreißliche Peritonäalnaht kann verzichtet werden, da alle Schichten gefaßt werden. Sehr sicherer Verschluß.

Nachteil: Nicht immer gutes kosmetisches Ergebnis.

Technik (Abb. 14—26)[97, 99, 100, 102, 107]

1. Schnittführung nach Spitzi[108] oder Drachter[93] (Abb. 14). Nach Durchtrennen des Subkutangewebes werden die vorderen Blätter der Rektusscheiden zu allen Seiten des Nabelringes dargestellt. Stumpfes Umfahren des Bruchsackhalses. Präparation des Bruchsackes und Ablösen des Hautnabels von der Bruchsackkuppe, wobei die Kuppe des Bruchsackes am Hautnabel belassen werden kann, um Hautverletzungen zu vermeiden. Wenn nötig, Erweitern des Nabelringes durch Inzision der Linea alba nach kaudal oder kranial oder nach beiden Seiten (Abb. 15). Extraperitonäales Lösen des

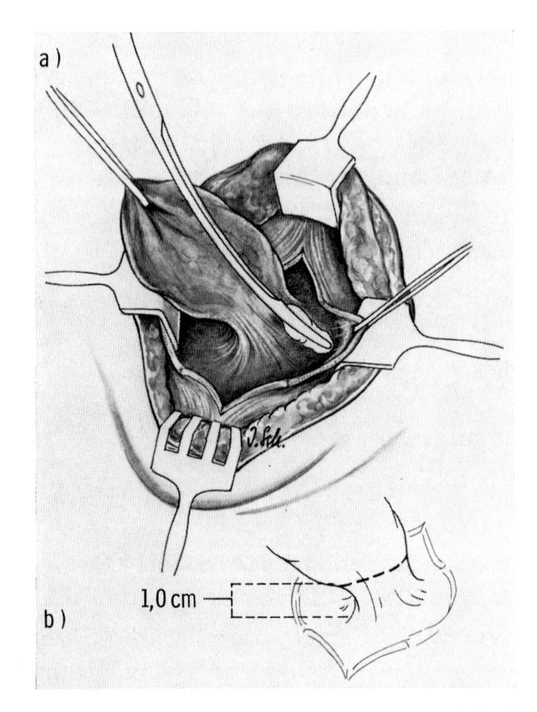

Abb. 16. **Direkter senkrechter Nahtverschluß der Nabelbruchpforte III.** — a) Die aufgespaltenen Ränder der Linea alba und medialen Kommissuren der Rektusscheide werden zur Seite hin stumpf abpräpariert. — b) Der entleerte Bruchsack wird im Hals 1 cm oberhalb des parietalen Peritonäums abgetrennt.

Bruchsackes durch stumpfes Abschieben des Bauchfelles von der Rückseite der Rektusscheiden (Abb. 16). Eröffnen des Bruchsackes und Versorgen evtl. fixierter Netzteile. Verschluß des Peritonäums durch Tabaksbeutelnaht (Leinenzwirn Nr. 60) oder fortlaufende Chromkatgutnaht (Nr. 0) in querer Richtung. Adaptierende Einzelnähte der geschlossenen Rektusscheide in Längsrichtung (Polyester, Polypropylen 2—0, Leinenzwirn Nr. 60, Abb. 17). Fixation des

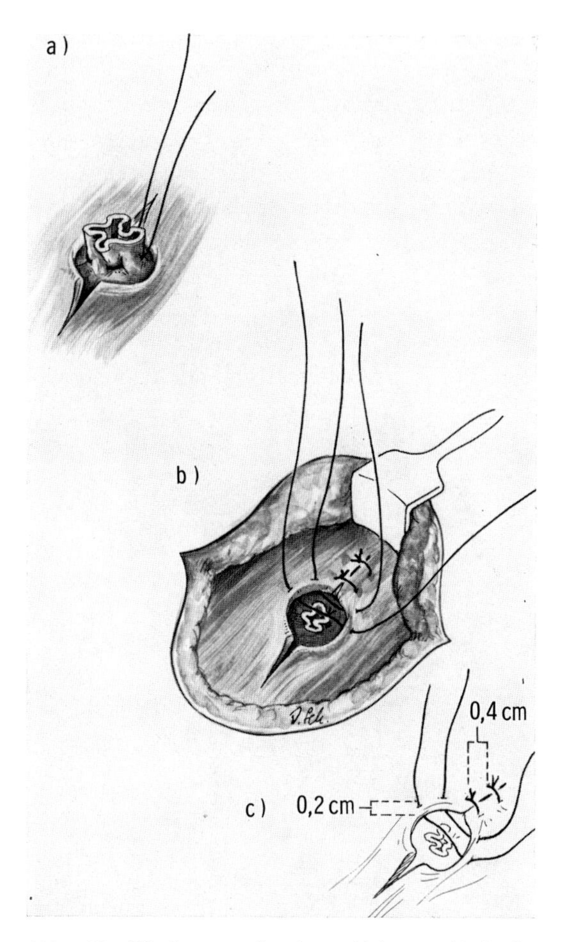

Abb. 17. **Direkter senkrechter Nahtverschluß der Nabelbruchpforte IV.** — a) Der überstehende Bruchsack ist abgetragen und der Bruchsackhals durch eine Tabaksbeutelnaht versorgt. — b) Durch Einzelnähte mit nichtresorbierbarem Nahtmaterial (Leinenzwirn Nr. 60, Polyester, Polypropylen 2 — 0) werden die medialen Kommissuren der Rektusscheiden miteinander vereinigt und die Bruchpforte geschlossen. — c) Abstand der Nähte von den freien Wundrändern und zueinander.

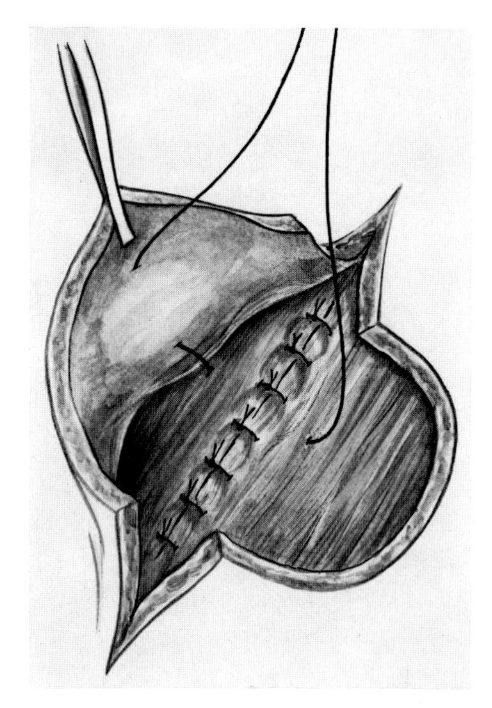

Abb. 18. **Direkter senkrechter Nahtverschluß der Nabelbruchpforte V.** Auf die verschlossene Bruchpforte wird der Hautnabel durch eine Einzelnaht fixiert. Anschließend folgen Subkutan- und Hautnähte.

Hautnabels an die Längsnaht (Abb. 18). Subkutannaht. Hautnaht. Einlegen eines Tupfers in die Grube des Hautnabels und leichter Kompressionsverband.

Modifikationen

Nach Erweiterung des fibrösen Nabelringes in der Linea alba werden die vorderen Rektusscheiden dicht an der Mittellinie längseröffnet und der Muskel vom hinteren Scheidenblatt gelöst. Ist das Peritonäum querverlaufend verschlossen, näht man die hinteren Sehnenplatten mit Leinenzwirn, dann adaptierend die Muskeln (Katgut Nr. 3—0) und schließlich das Blatt der vorderen Rektusscheide (Polyester, Polypropylen 3—0/2—0 oder Leinenzwirn Nr. 60).

2. Zunächst Vorgehen wie bei der unter 1 genannten Methode. Nach Präparation des vorderen Rektusscheidenblattes wird der Anulus umbilicalis nach links und rechts in der seitlich erweiterten Linea alba bis zum medialen

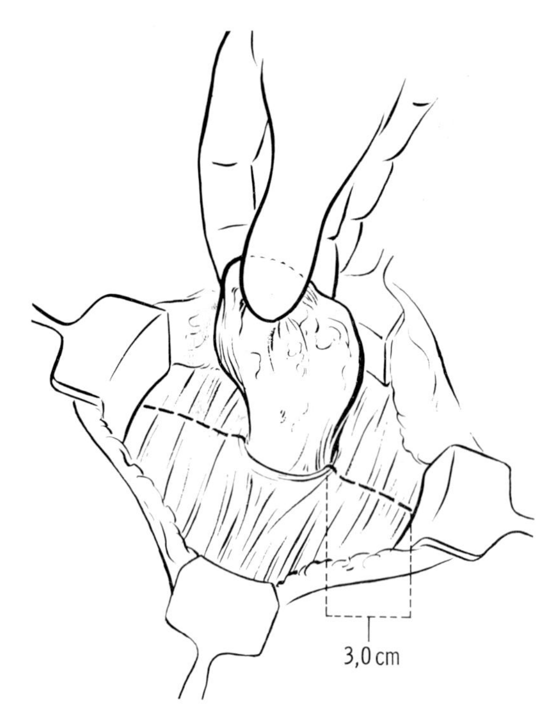

Abb. 19. **Querverlaufender Verschluß der Nabelbruchpforte I.** Haut und Subkutis sind durchtrennt. Die gestrichelte Linie zeigt die querverlaufende Inzision der vorderen Rektusscheidenblätter.

Rand der Rektusscheide erweitert. Wenn nötig muß diese Erweiterung auch bis in die eröffnete Rektusscheide fortgesetzt werden. Der Verschluß der Bruchpforte verläuft in Querrichtung durch Einzelnähte (Polyester, Polypropylen 3—0/2—0, Leinenzwirn Nr. 60). Waren die Rektusscheiden eröffnet, so müssen hinteres und vorderes Blatt gesondert genäht werden. Der zur Seite gezogene Rektusmuskel schiebt sich zwischen beide Nahtreihen (Abb. 19—22).

3. Auch bei großer Bruchpforte und schlaffen Bauchdecken lassen sich allseits des Bruchsackes gesunde Anteile der vorderen Rektusscheidenblätter und der Faszien der Bauchmuskulatur darstellen. Die Peritonäalränder können nach Abtragen des Bruchsackes und Aufspalten der Bauchdecken in Querrichtung zunächst vereinigt oder später mit der gesamten Muskelplatte gefaßt werden. Die U-Nähte (Polyester, Polypropylen 3—0/2—0, Leinenzwirn Nr. 60) beginnen mit dem Einstich in den kranialen Anteil der Bauchdecke

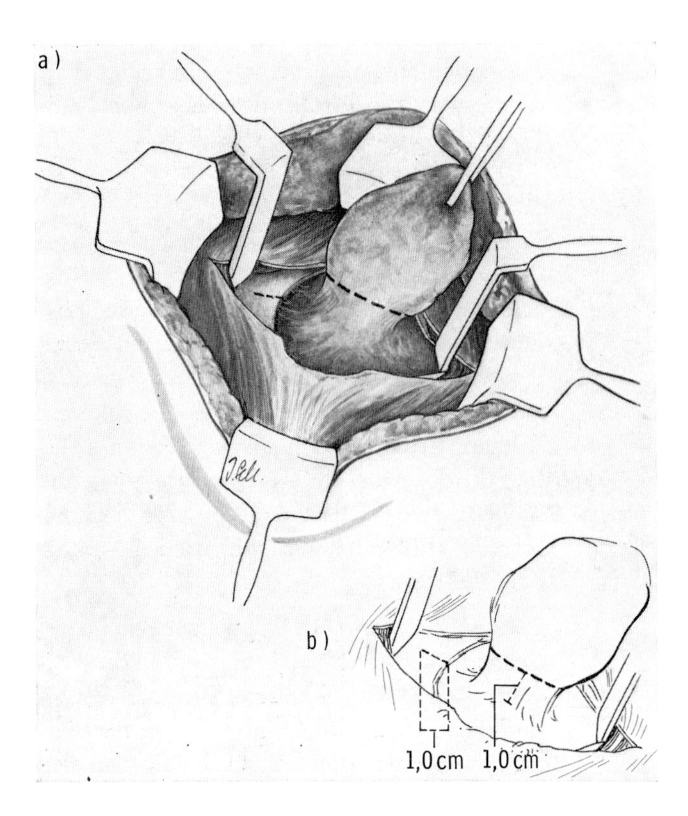

Abb. 20. **Querverlaufender Verschluß der Nabelbruchpforte II:** — a) Im aufgespalteten vorderen Rektusscheidenblatt werden die Mm. recti nach lateral verzogen, so daß auch das hintere eingekerbt werden kann. Der Bruchsack wird bis zum parietalen Peritonäum hin isoliert. — b) Das hintere Blatt wird nicht ganz so weit wie das vordere eingekerbt. Die Resektionslinie im Bruchsackhals ist eingezeichnet.

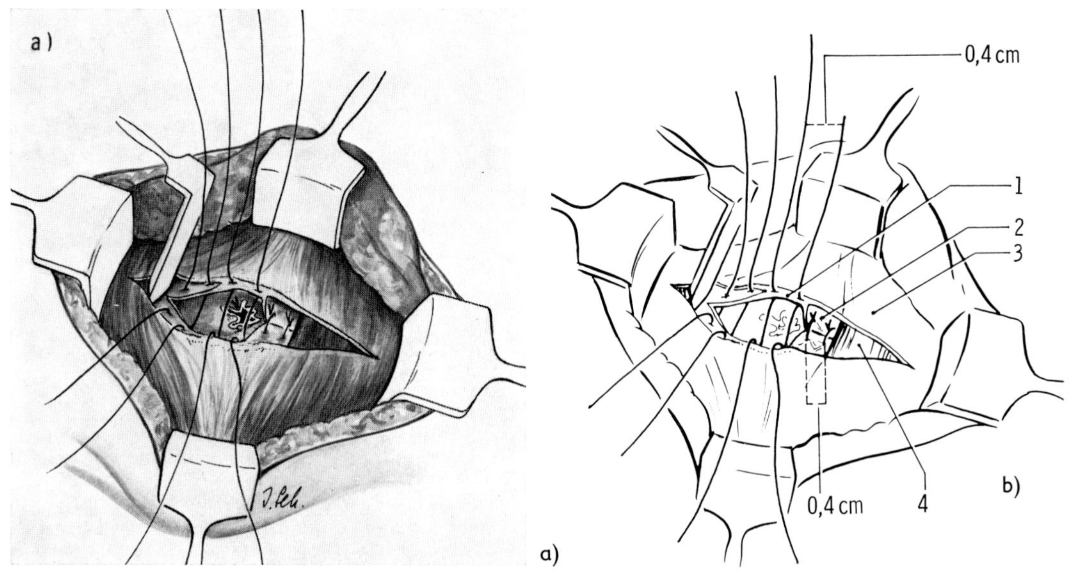

Abb. 21. **Querverlaufender Verschluß der Nabelbruchpforte III.** — a) Der Stumpf des abgetragenen Bruchsackes ist zurückgeschlupft. Die erste Nahtreihe verschließt das hintere Rektusscheidenblatt durch Einzelnähte (Leinenzwirn Nr. 60, Polyester, Polypropylen 2 — 0). Im Bereich der Linea alba wird die Hinterfläche des Nabelringes gefaßt. Anschließend decken die zur Seite gezogenen Mm. recti die Naht. — b) Abstand der Nähte vom Schnittrand zueinander. 1 = Linea alba; 2 = hinteres Rektusscheidenblatt; 3 = vorderes Rektusscheidenblatt; 4 = M. rectus abdominis.

ca. 3 cm vom Rand entfernt, fassen querverlaufend den kaudalen Rand des unteren Teiles und werden nach Ausstich durch den oberen Teil mit einer Klemme gefaßt und zunächst nicht geknüpft. Ist die Nahtreihe komplett, werden die Fäden geknotet, bei digitaler Kontrolle zur Vermeidung einer Einklemmung in die Nahtreihe. Die Fäden sollen nicht durch die freie Bauchhöhle verlaufen. Danach näht man den oberen Wundrand auf die Vorderseite der Rektusscheiden des unteren Wundrandes. Zwischen den Einzelnähten ist Raum genug für Sekretabfluß. Zur Vermeidung von Taschen ist die Bauchhaut möglichst großzügig zu exzidieren. Im Subkutanraum leitet ein REDON-Drain Exsudat ab. Schichtweiser Verschluß von Subkutangewebe und Haut (Abb. 23—25).

Um einen schichtweisen Verschluß der Bruchpforte zu erzielen, werden zur Erweiterung der Bruchpforte die vorderen Ränder der Rektusscheide in Längsrichtung und die hinteren Ränder in Querrichtung aufgespalten. Dadurch ist es möglich, nach Perito-

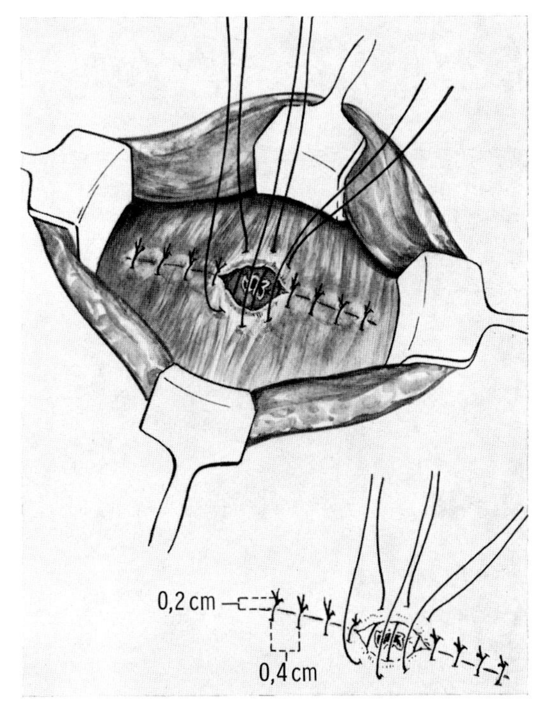

Abb. 22. **Querverlaufender Verschluß der Nabelbruchpforte IV.** Weitere Einzelnähte mit nichtresorbierbarem Nahtmaterial schließen die vordere Rektusscheide und fassen in der Mittellinie die Ränder des Nabelringes. Die Operation wird nach Fixation des Hautnabels durch Subkutan- und Hautnähte beendet.

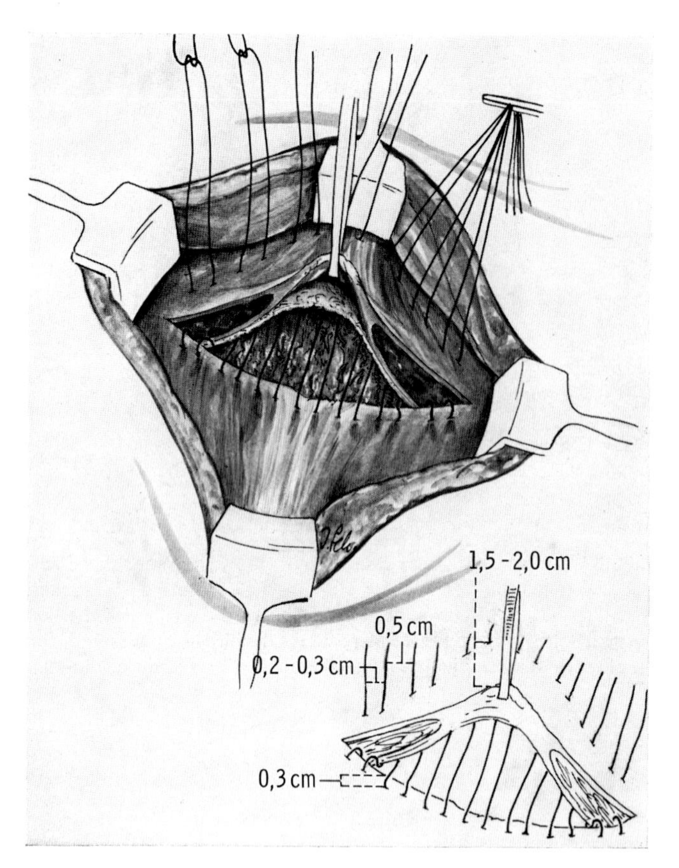

Abb. 23. **Verschluß der Nabelbruchpforte durch quere Doppelung der Bauchdecken I.** Die Bruchpforte wurde quer erweitert, wobei neben beiden Blättern der Rektusscheide auch die Mm. recti eingekerbt wurden. Durch einzelne U-Nähte mit nichtresorbierbarem Nahtmaterial wird der untere freie Rand der gesamten Muskelplatte an die Hinterwand der Rektusscheiden und der Linea alba oberhalb der Bruchpforte fixiert. Nachdem alle Nähte gelegt sind, werden sie einzeln von den Rändern zur Mitte hin geknüpft (Leinenzwirn Nr. 60, Polyester, Polypropylen 2 — 0).

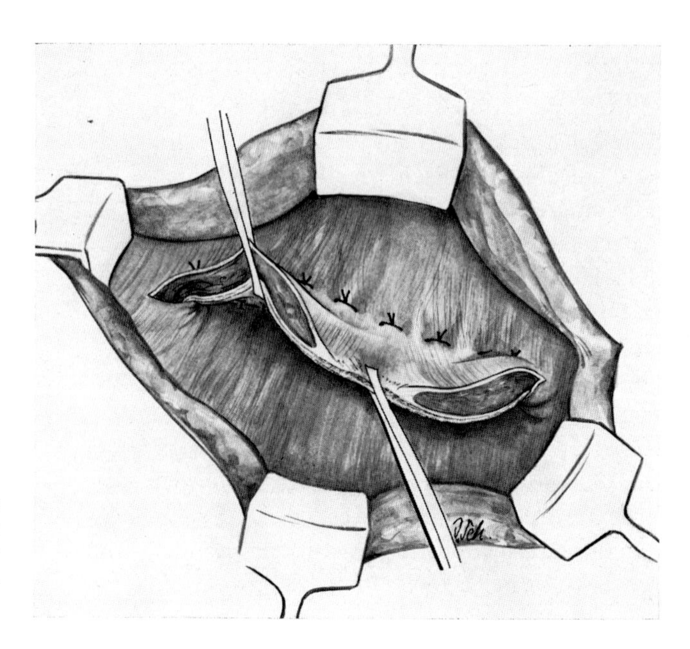

Abb. 24. **Verschluß der Nabelbruchpforte durch quere Doppelung der Bauchdecken II.** Die innere Nahtreihe ist beendet. Der überstehende obere Rand wird mit Klemmen nach unten gezogen.

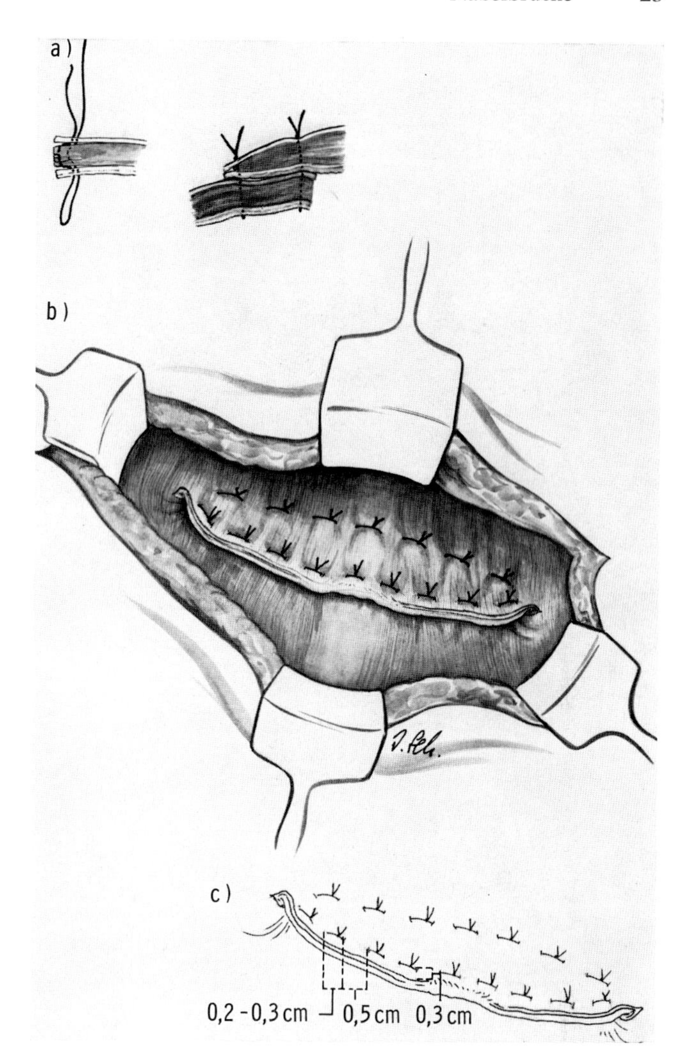

Abb. 25. **Verschluß der Nabelbruchpforte durch quere Doppelung der Bauchdecken III.** — a) Seitliche Aufsicht der Bauchdeckendoppelung. — b) Durch weitere U-Nähte wurde der freie obere Rand auf die Vorderfläche der Rektusscheiden und der Linea alba geheftet. — c) Empfohlener Nahtabstand (Leinenzwirn Nr. 60, Polypropylen, Polyester 2 — 0).

näalnaht die Blätter der hinteren Rektusscheiden querverlaufend und die der vorderen längsverlaufend zu vereinigen. Man erzielt hierdurch eine Art Kulissenschnitt.

Ausweichmethoden

Ist die Bruchpforte mehr als handtellergroß und besteht eine Rektusdiastase mit Erweiterung der Linea alba in Ober- und Unterbauch, kann die Doppelung der Muskelplatte nach Längsinzision der Linea alba zwischen Xiphoid und Symphyse auch in Längsrichtung ausgeführt werden. Alloplastisches Material ist bei der Versorgung des Nabelbruches im allgemeinen zu vermeiden (Abb. 26).

Komplikationen

Intraoperative Komplikationen

Intra- oder epiperitonäale Blutungen, Ruptur des Bruchpfortenverschlusses, Peritonitis oder akutes Abdomen, übersehener Bruchzufall.

Ursachen: Bei den Nähten zum Verschluß der Bruchpforte können sowohl Nabelvene als auch Urachus oder kleinere zwischen Peritonäum und Bauchdecken verlaufende Gefäße verletzt werden.

Verhütung: Auch bei kleinen Sickerblutungen müssen Stichkanäle und Wundgebiet sorgfältig kontrolliert werden. Feines Naht-

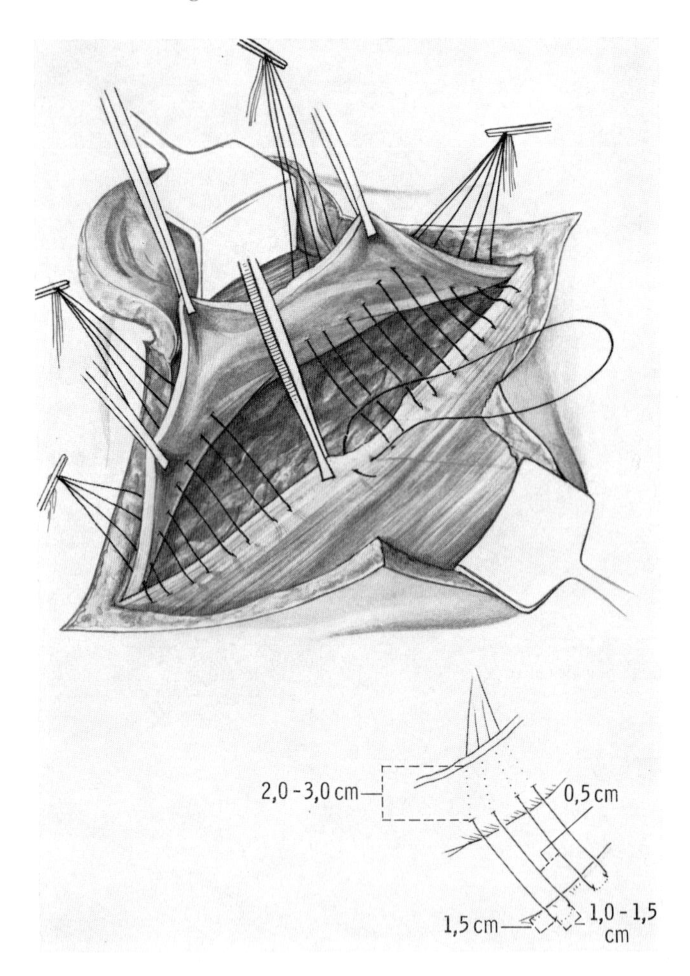

Abb. 26a. **Längsverlaufende Bauchdekkendoppelung** *(Zenker*[64]*)* I. Die Inzision der Linea alba zur Erweiterung der Nabelbruchpforte erfolgte in der Kommissur der einen Rektusscheide. Dadurch bildet sich ein überstehender Lappen aus der Aponeurose der Linea alba. Durch U-Nähte mit nichtresorbierbarem Nahtmaterial werden beide mediale Kommissuren der Rektusscheide vereinigt.

material und spannungsfreie Nähte vermeiden eine extrem große Belastung des Bruchpfortenverschlusses. Bei Schwierigkeiten mit einem spannungsfreien Peritonäalverschluß kann man das Peritonäum durchgreifend mit der Bruchpforte verschließen. Bei der Eröffnung der Bauchhöhle sollen gut tast- und sichtbare Organe inspiziert und bridenförmige Verwachsungen durchtrennt werden. Postoperative Ileusursachen können so vermindert oder vermieden werden. Die Inspektion der Leibeshöhle zum Ausschluß eines Bruchzufalls ist immer notwendig.

Grobes Nahtmaterial stört den Heilverlauf der Wunde ebenso wie Traumatisation des reichlich vorhandenen Fettgewebes. Zu stark geknüpfte Nähte schneiden durch, besonders, wenn sie mit der Faszie in Faserrichtung verlaufen.

Unmittelbare postoperative Komplikationen

Kardiopulmonale Störungen, Varizenblutungen bei Leberzirrhose, verzögerte Wundheilung.

Ursachen: Kardiopulmonale Komplikationen durch starken intraabdominalen Druckanstieg sind nach Operationen von Nabelhernien selten. Wurde der Bruch bei einer Leberzirrhose mit Hypoproteinämie, Aszites u. ä. m. verschlossen, ist besondere Vorsicht notwendig. Die Operationsletalität beträgt nach BARON 31%[91]. Todesursache war in allen Fällen eine rezidivierende massive

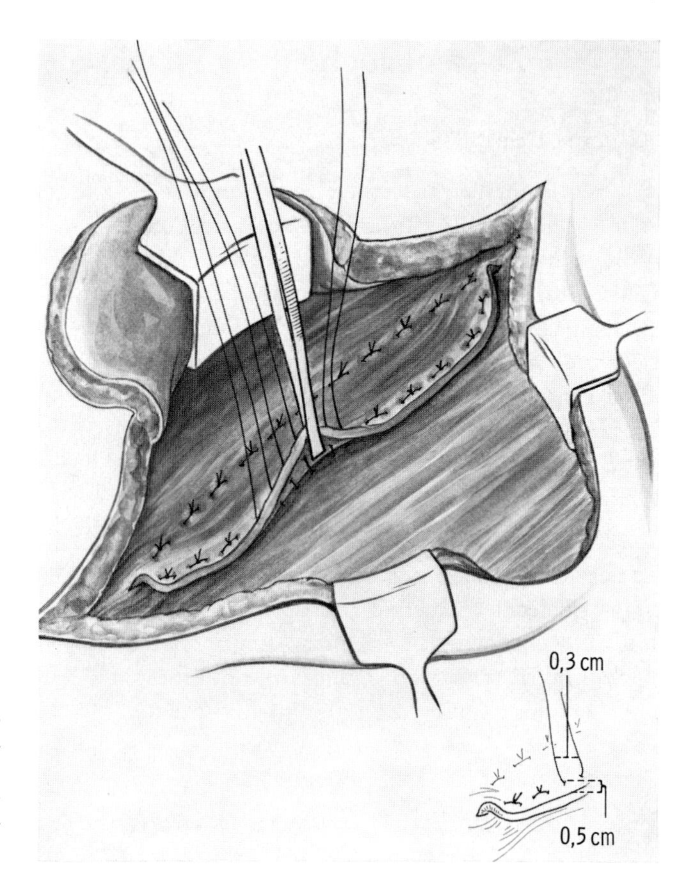

Abb. 26b. **Längsverlaufende Bauchdekkendoppelung** *(Zenker[64])* II. Der überstehende Rand der Aponeurose der Linea alba wird durch U-Nähte auf die Vorderseite der gegenüberliegenden Rektusscheide gelegt.

Varizenblutung. Häufigster Störfaktor ist die verzögerte Wundheilung.

Verhütung: Sorgfältige Gewichtsreduktion und Entleerung des Intestinums mindern den intraabdominalen Druck. Eine intensive kardiopulmonale Vorbereitung des Kranken ist immer notwendig und zweckmäßig. Frühzeitiges Aufstehen und Fortsetzen der Thromboseprophylaxe mindern das Risiko. Bei einer Leberzirrhose mit portaler Hypertension ist die Indikation zur Operation einer Nabelhernie mit Vorbehalt, also relativ, zu stellen. Ist eine Operation notwendig, schont man die Kollateralgefäße sorgfältig. Durch ständige Kontrolle der Wundheilung werden Infiltrate oder Wundverhaltungen zeitig erkannt und eröffnet.

Späte postoperative Komplikationen

Wichtigste und häufigste Komplikation ist das Rezidiv. Die Rezidivquote beträgt je nach Größe der Bruchpforte zwischen 0 und 3%[96, 104, 105].

Ursachen: Rezidive sind meist Folge einer gestörten Wundheilung, seltener Konsequenz einer zu frühen Belastung der Bauchdecken und der schlechten Abschirmung gegen Grundkrankheiten wie Bronchitiden oder katarrhalische Infekte.

Verhütung: Sorgfältige spannungsfreie Nahttechnik, die Verwendung nichtresorbierbaren dünnen Nahtmaterials und regelmäßige Wundkontrolle sind die beste Prophylaxe. Die konsequente präoperative Behandlung von Bronchitiden oder katarrhalischen Infekten ist unumgänglich.

Therapie: Erneute Operationen sollen vorzugsweise nach der unter 3 beschriebenen Methode (s. S. 22) erfolgen, jedoch frühestens nach 6 Monaten.

Leistenbrüche des Erwachsenen

Allgemeines[155, 163, 193]

Bei der Leistenhernie dringt der Bruchsack schräg oder gerade in den Leistenkanal ein. Voraussetzung ist ein Defekt der Fascia transversalis. Liegt diese Schwäche lateral der epigastrischen Gefäße, sind die Schenkel des inneren Leistenringes erweitert, tritt der Peritonäalsack in den Samenstrang oder in die Umhüllung des Lig. teres uteri (Lig. rotundum[164]). Seine Bezeichnung: *indirekter lateraler erworbener Leistenbruch.*

Liegt die Insuffizienz der Fascia transversalis an der abdominalen Begrenzung des HESSELBACH-Dreiecks[150], medial der epigastrischen Gefäße, weichen die Tendo conjunctiva nach kranial und der Tractus iliopubicus nach kaudal. Es bildet sich die Pforte für den *direkten medialen erworbenen Leistenbruch* (LORENZ HEISTER 1724).

Eine dritte Form ist: *der angeborene indirekte laterale Leistenbruch.*

Es treten Eingeweide in den offenen oder teilobliterierten Processus vaginalis testis ein. In Fällen abnormer Belastung kann sich ein verklebter Processus vaginalis testis wieder eröffnen.

Die Brüche erscheinen im fortgeschrittenen Stadium im äußeren Leistenring, dabei ist der Kanal in exzessiven Stadien so kurz geworden, daß beide Leistenringe fast zur Deckung kommen. Leistenbrüche können ein- oder beidseitig auftreten; es kann gleichzeitig ein medialer und lateraler Bruch bestehen und schließlich jede Form des Leistenbruches mit einer Hydrozele vergesellschaftet sein. Den Stadien der Entwicklung einer erworbenen Hernie entspricht folgende Klassifizierung:

1. *Weiche Leiste* mit Vorwölbung des Peritonäums in den inneren Leistenring.
2. *Hernia incipiens* mit Eindringen des Bruchsackes in den Leistenkanal.

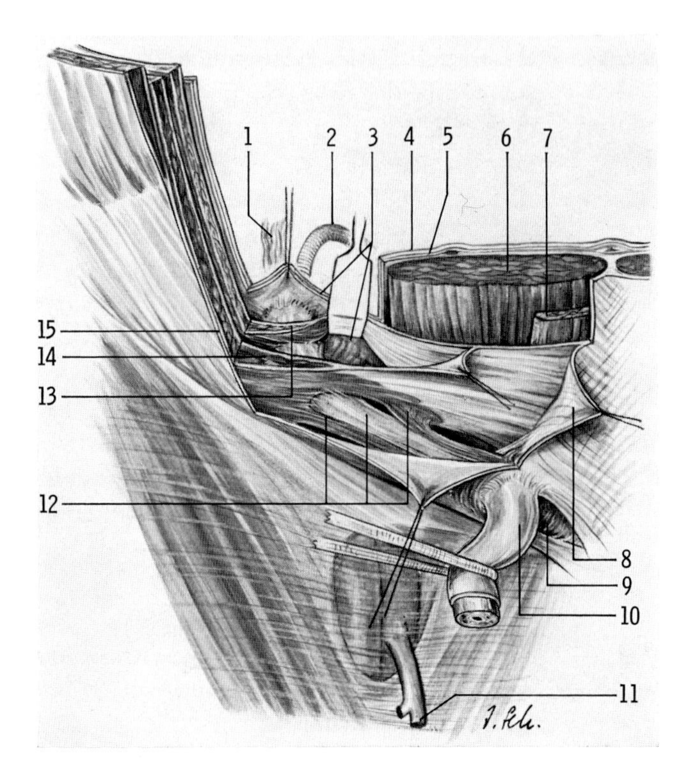

Abb. 27. **Anatomie des Leistenkanals I.** Der schrägverlaufende Leistenkanal in der Aufsicht. Der Haken trennt vordere und hintere Gewebegruppe. 1 = A. und V. spermatica; 2 = Ductus deferens; 3 = Fascia transversalis; 4 = Peritonäum; 5 = Hinteres Blatt der Rektusscheide; 6 = M. rectus abdominis; 7 = M. pyramidalis; 8 = Aponeurose des M. obliquus externus abdominis; 9 = Lig. reflexum; 10 = Samenstrang; 11 = V. saphena magna; 12 = Samenstrang und M. cremaster lateralis et medialis; 13 = M. transversus abdominis; 14 = M. obliquus internus abdominis; 15 = Aponeurose des M. obliquus externus abdominis.

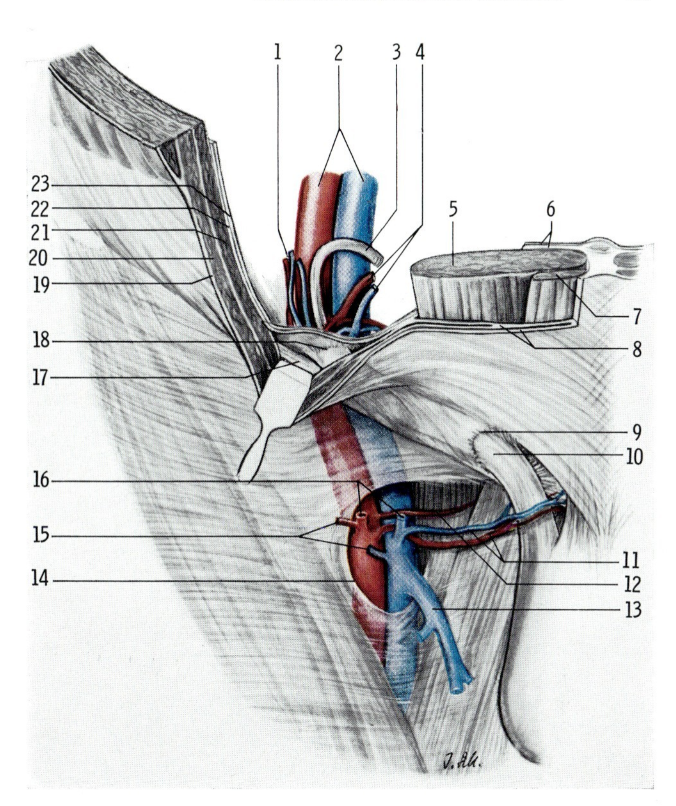

Abb. 28. **Anatomie der Leistenregion II.** Gefäßverläufe am inneren Leistenring und in der Fossa ovalis. 1 = Vasa spermatica; 2 = A. und V. iliaca externa; 3 = Ductus deferens; 4 = Vasa epigastrica inferiora interna; 5 = M. rectus abdominis; 6 = Hinteres Blatt der Rektusscheide; 7 = M. pyramidalis; 8 = Vorderes Blatt der Rektusscheide; 9 = Anulus inguinalis externus; 10 = Samenstrang; 11 = Vasa pudenda externa superficialia; 12 = Vasa pudenda externa profunda; 13 = Vena saphena magna; 14 = Fossa ovalis; 15 = Vasa circumflexa ilium superficialia; 16 = Vasa epigastrica inferiora et superficialia; 17 = Lig. inguinale *(Pouparti)*; 18 = Canalis inguinalis, anulus internus; 19 = Aponeurose des M. obliquus externus abdominis; 20 = M., obliquus internus abdominis; 21 = M. transversus abdominis; 22 = Fascia transversalis; 23 = Peritonäum.

3. *Hernia canicularis* mit Verweilen des Bruchsackes im Leistenkanal.
4. *Hernia completa* mit Austritt der Bruchsackkuppe am äußeren Leistenring.
5. *Hernia scrotalis* mit Vordringen des Bruchsackes bis in das Skrotum.

Der *Krankheitswert der Hernie* wird durch Vergrößerung des Bruches und der Bruchpforte, durch Vernarbungen im Bruchsack oder Schädigung des Gewebes bei Bruchbandträgern verstärkt, und die Versorgung ist erschwert.

Zusammengefaßt ist eine Leistenhernie

1. angeboren oder erworben,
2. ein progredientes Leiden,
3. beim Manne häufiger als bei der Frau und
4. mit 85% überhaupt die häufigste Form aller Bauchwandbrüche[154, 189].

Gutachterliche Beurteilung

Eine Leistenhernie ist dann als Unfallfolge anzuerkennen, wenn eine direkte Verletzung des Leistenkanals, seiner Muskulatur, deren Aponeurose und der Faszien stattgefunden hat und nachweisbar ist (z. B. an Extravasaten oder Blutfarbstoffen). Außerdem kann eine plötzliche einmalige, zeitlich begrenzte Anstrengung mit intraabdominaler Druckerhöhung zur Einklemmung eines bestehenden Bruches führen (vorübergehende Verschlimmerung). Schwere länger dauernde körperliche Belastung ist keine adäquate Ursache für die Entstehung eines Leistenbruches[154].

Operationsrisiko[117, 118]

Das Risiko bei der Operation einer einfachen Leistenhernie liegt bei 0—1% und steigt bei der Einklemmung u. U. bis zu 12%[157]. Die Rezidivquote liegt im Durchschnitt bei 7%[118, 142].

Anatomie des Leistenkanals (Abb. 27—31) [111, 112, 122, 125, 139, 174, 198]

Die Leistenregion, deren obere Begrenzung eine horizontale Linie in Höhe des vorderen

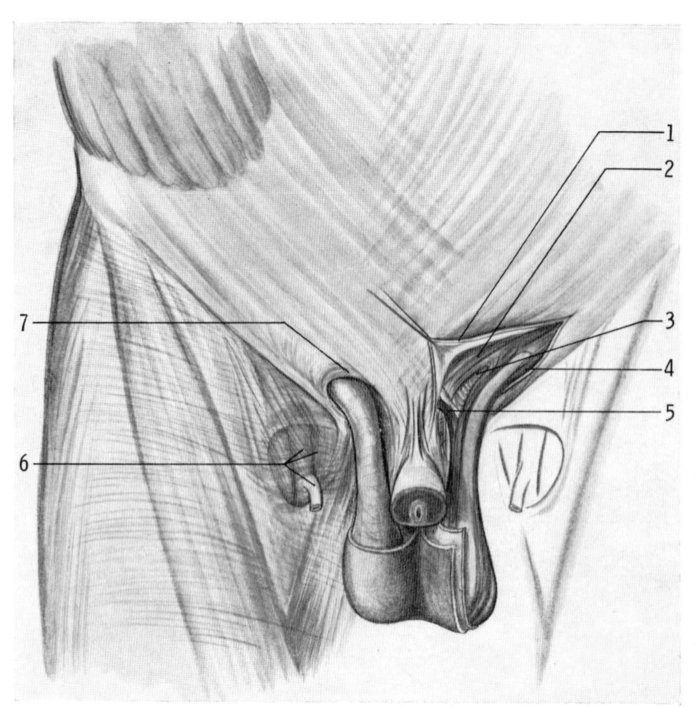

Abb. 29. **Anatomie der Leistenregion III.** Darstellung des äußeren Leistenrings. An der linken Seite ist die Vorderwand des Leistenkanals eröffnet. 1 = Aponeurose des M. obliquus externus abdominis; 2 = M. obliquus internus abdominis; 3 = Fascia transversalis; 4 = M. cremaster lateralis; 5 = M. cremaster medialis; 6 = Fossa ovalis mit V. femoralis und V. saphena magna; 7 = Anulus inguinalis externus.

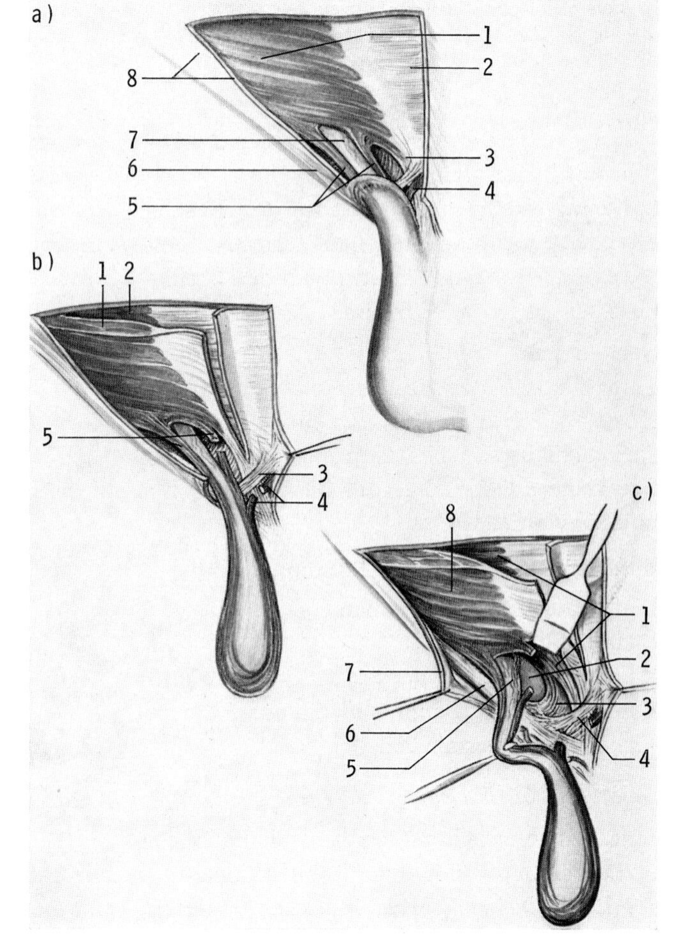

Abb. 30. **Anatomie der Leistenregion IV.** Schrittweise Darstellung der Hinterwand des Leistenkanals. — a) Nach Ablösen der Aponeurose des M. obliquus externus abdominis. 1 = M. obliquus internus abdominis; 2 = M. rectus abdominis; 3 = Falx inguinalis (Tendo conjunctivus); 4 = M. cremaster medialis; 5 = M. cremaster lateralis; 6 = Lig. inguinale; 7 = Samenstrang; 8 = Aponeurose des M. obliquus externus abdominis. — b) Durch Ablösen des M. cremaster werden Teile der Hinterwand sichtbar. 1 = M. obliquus internus abdominis; 2 = M. transversus abdominis; 3 = Lig. reflexum; 4 = M. cremaster medialis; 5 = M. cremaster lateralis. — c) Die hintere Begrenzung des Leistenkanals. 1 = M. transversus abdominis; 2 = Fascia transversalis; 3 = Lig. lacunare *(Gimbernati)*; 4 = Lig. reflexum; 5 = Samenstrang; 6 = Lig. inguinale *(Pouparti)*; 7 = Aponeurose des M. obliquus externus abdominis; 8 = M. obliquus internus abdominis.

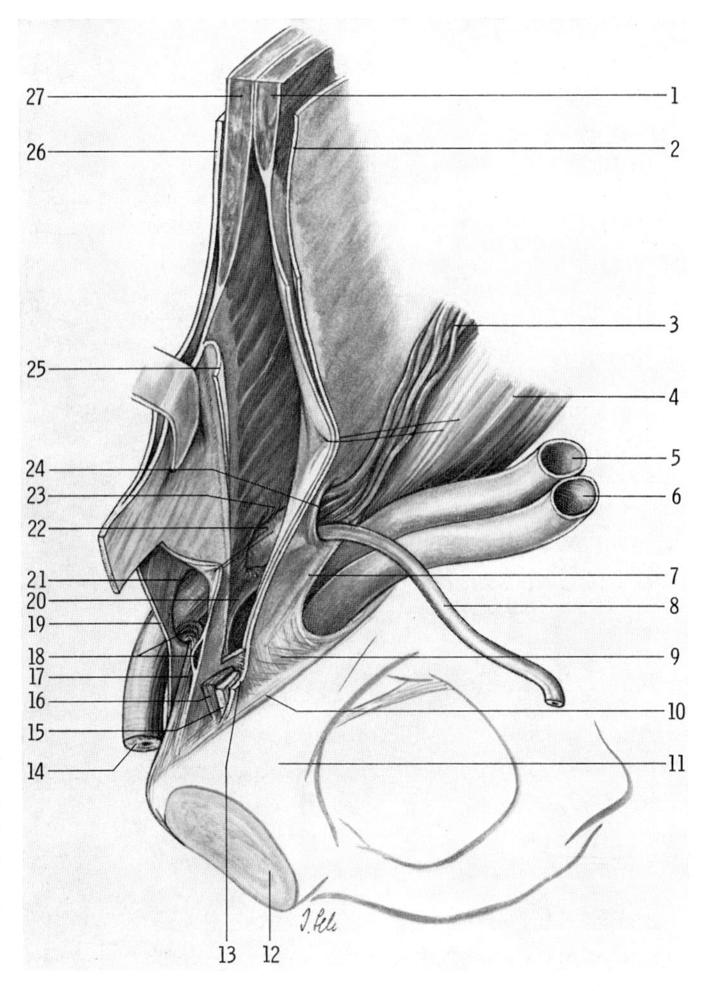

Abb. 31. **Anatomie der Leistenregion V.** Zwei Gruppen von Muskeln und Aponeurosen bzw. Faszien begrenzen den Leistenkanal. Die dorsale Schicht des M. transversus abdominis und Fascia transversalis vereint sich im Tractus iliopubicus. 1 = M. transversus abdominis; 2 = Fascia transversalis; 3 = A. und V. spermatica; 4 = M. iliopsoas; 5 = A. iliaca externa; 6 = V. iliaca externa; 7 = Tractus iliopubicus; 8 = Ductus deferens; 9 = Lig. lacunare *(Gimbernati)*; 10 = Lig. pubicum superius *(Cooperi)*; 11 = Schambein; 12 = Symphyse; 13 = Fascia transversalis und Peritonäum (hinteres Blatt der Rektusscheide); 14 = Samenstrang; 15 = Sehne des M. rectus abdominis; 16 = M. pyramidalis; 17 Lig. inguinale; 18 = M. cremaster; 19 = Falx inguinalis; 20 = Lig. reflexum; 21 = Anulus inguinalis externus; 22 = Canalis inguinalis; 23 = M. cremaster (Pars lateralis); 24 = Anulus inguinalis internus; 25 = Laterale Kommissur der Rektusscheide; 26 = Aponeurose des M. obliquus externus abdominis; 27 = M. obliquus internus abdominis.

oberen Darmbeinstachels darstellt und die nach kaudal zur Schenkelbeuge reicht, ist die Pforte für neun von zehn Brüchen. Der Durchtritt des Samenstranges durch den Leistenkanal bedingt eine schwache Zone der Bauchdecke. Anatomische Beschreibungen weisen drei Fehlerquellen auf:

1. Die individuellen Variationen einzelner Gewebsstrukturen,
2. die verwirrende Vielfalt der Nomenklatur mit Synonymen, Eigennamen und Gebrauchsbezeichnungen,
3. die Schwierigkeit dreidimensionaler Vorstellungs- und Darstellungsmöglichkeit.

Für die chirurgische Taktik sind der innere Leistenring, die Hinterwand des Leistenkanals und der äußere Leistenring die Bezugspunkte (Abb. 27).

Wesentlich für den Verschluß der Bruchpforten scheint die Aufteilung in zwei Gewebsschichten (Abb. 31):

1. Die vordere Begrenzung des Leistenkanals aus der Aponeurose des M. obliquus externus abdominis und des M. obliquus internus abdominis,
2. die hintere Begrenzung des Leistenkanals aus der Aponeurose des M. transversus abdominis und der Fascia transversalis.

Diese Schichten finden ihre Verankerung im Leistenband bzw. im Tractus iliopubicus. Ein weiterer Anker ist das Lig. pubicum superius (Lig. Cooperi). Alle modernen

Operationsverfahren verwenden diese anatomischen Strukturen zum Verschluß der Bruchpforten in der Leistenregion.

Indikationen[130]

Nach eindeutiger Diagnose soll *jede* Leistenhernie operiert werden. Bilaterale Leistenhernien oder solche, die mit Hydrozelen einhergehen, sollen in *einer* Narkose versorgt werden.

Absolute Indikationen

Die eingeklemmte, nichtreponible Leistenhernie; die diagnostizierte indirekte Hernie.

Relative Indikationen

Bei älteren Menschen: Direkte Leistenhernien, die keine Progredienz aufweisen.

Kontraindikationen

Anderweitige inkurable intraabdominale Erkrankungen, wenn keine Einklemmung vorliegt.

Operative Taktik[131, 164]

Neben der Beseitigung des Bruchsackes mit und ohne Eingeweideeinklemmungen dient die Operation dem Verschluß der Bruchpforten. Hierzu bestehen folgende Möglichkeiten:

1. Die gezielte Verkleinerung des inneren Leistenringes und die Verlängerung des Leistenkanals,
2. der Verschluß der Bruchpforten durch die Verstärkung der Hinterwand des Leistenkanals[120],
   a) durch Benutzung des Leistenbandes (POUPART-Band),
   b) durch Verwendung des Lig. pubicum superius (COOPER-Band).

Abgesehen von einigen Variationen unterscheiden wir *drei praktisch wichtige Operationsverfahren:*

1. Verschluß des inneren Leistenringes ohne Verlagerung des Samenstranges (HALSTED 1889[145], FERGUSON 1899[134], GIRARD 1895[141]).
Vorteile: Die Samenstranggebilde werden in situ belassen und nicht geschädigt. Es besteht keine Verletzungsgefahr der Gefäße und Nerven der hinteren Begrenzung des Leistenkanals. Technisch wenig aufwendig. Diese Operation kann als Ergänzung der CZERNY-Pfeilernaht[129] auch bei Kindern angewandt werden.
Nachteile: Der Verschluß ist für die Bruchpforte nach medialer Hernie nicht ausreichend. Hohe Rezidivhäufigkeit.
2. Verschluß der Bruchpforten durch Verstärkung der Hinterwand des Leistenkanals mit Verlagerung des Samenstranges (BASSINI 1888[116], BRENNER 1898[119], HACKENBRUCH[144], HALSTED 1889[145]).
Vorteile: Ermöglicht den Verschluß der direkten sowie der indirekten Leistenhernie. Der Eingriff ist je nach Situation gut zur Herniolaparotomie zu erweitern[133, 135].
Nachteile: Die Schenkelpforte wird nicht verschlossen. Bei Zerreißlichkeit des Leistenbandes und hoher Spannung der zur Verstärkung der Hinterwand herangezogenen Gewebe ist die Rezidivhäufigkeit mit 7% relativ hoch.
3. Verschluß aller Bruchpforten mit dem COOPER-Band (Ligamentum pubicum superius) (LOTHEISEN 1898[159], NARAT 1899[172], BABCOCK 1927[115], McVAY und ANSON 1938/1949[111, 166]).
Vorteile: Verschluß aller Bruchpforten durch Verankerung an einem außerordentlich festen Band. Hernienrezidive können sicher behandelt werden. Geringste Rezidivquote: 1%.
Nachteile: Aufwendige Präparationstechnik, Gefahr der Gefäßverletzung.

Eine *Semikastration* ist auch bei einer Leistenbruchoperation wegen Rezidiv nicht gerechtfertigt. Alle Inguinalhernien lassen sich mit körpereigenem Material verschließen. In seltenen Fällen und nur bei Mehrfachoperationen wiederholter Rezidive ist die Autotransplantation von Fascia lata oder Kutis notwendig[113]. Kunststoff zur Verstärkung der Nahtränder wird von wenigen Autoren positiv beurteilt (USHER[127, 192]).

Außer den genannten Verfahren gibt es zahlreiche weitere Methoden zur operativen Behandlung des Leistenbruchs. Die Mehrzahl der Operationen variiert die sogenannten klassischen Verfahren oder kombiniert sie (KOCHER, LORTHIOIR, SCHMIEDEN, CZERNY, KIRSCHNER u. a.).

Operationswahl

Kinder, jüngere und gesunde Erwachsene mit einer indirekten Leistenhernie können nach *Methode 1* operiert werden. *Methode 2* eignet sich für direkte und indirekte Hernien besonders bei Schwäche des HESSELBACH-Dreiecks. Sie ist die eigentliche Standardmethode. *Methode 3* bietet den sichersten Verschluß für alle Bruchpforten, besonders bei älteren Menschen mit schwacher Muskulatur und Hernienrezidiven. Die Brüche der Leistenregion der Frau erfordern keine eigenen Methoden. Anstelle des Samenstranges findet man das weniger verletzliche Lig. teres uteri (Lig. rotundum). Es erlaubt, die Bruchpforten ohne Rekonstruktion eines inneren oder äußeren Leistenringes fest zu verschließen.

Lagerung

Rückenlage, die bei Bedarf durch Kopf-Tieflage ergänzt werden kann.

Narkose

Allgemeinnarkose, besonders bei Rezidivhernien in Intubation und Relaxation.

Lokalanästhesie bietet bei älteren Menschen mit kardiopulmonalen Störungen einige Vorteile: Keine Beeinflussung der zerebralen Situation, schnelle Reaktivierung, keine Störungen des Rhythmus der Nahrungs- und Flüssigkeitsaufnahme (Technik s. Bd. II/2, S. 54).

Zugangswege

1. *Leistenschrägschnitt.* Die klassische Hautschnittführung verläuft über dem Leistenkanal und reicht bis 2 cm an die Symphyse. Für die Wundheilung ist es besser, die Inzision nicht bis zur Skrotalhaut fortzusetzen.
2. *Horizontalschnitt* über dem äußeren Leistenring bei jungen, schlanken Menschen und besonders bei Kindern (kosmetisch günstiger).

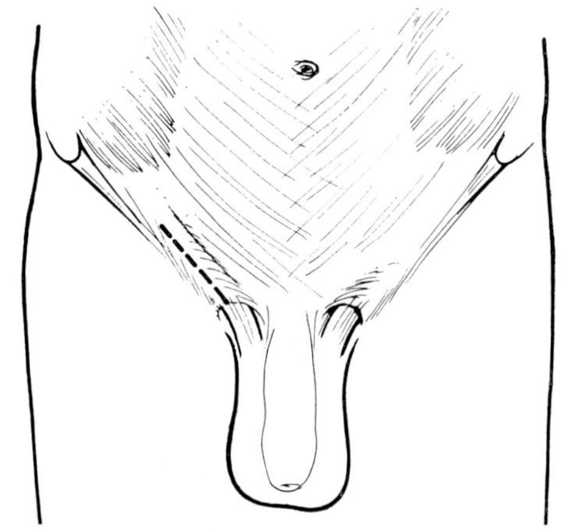

Abb. 32. **Verschluß der indirekten Leistenbruchpforte ohne Verlagerung des Samenstranges. Halsted-Ferguson I.** Leistenschrägschnitt über dem Verlauf des Leistenkanals.

Technik

Verschluß der indirekten Leistenbruchpforte ohne Verlagerung des Samenstranges

Nach einem Leistenschrägschnitt der Haut und Eröffnen der subkutanliegenden Fascia

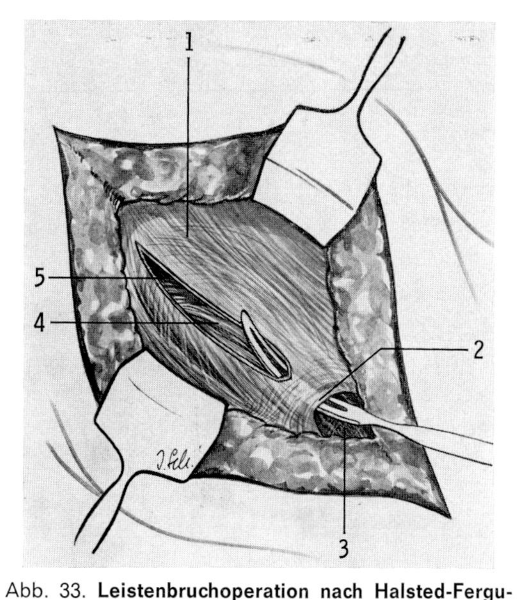

Abb. 33. **Leistenbruchoperation nach Halsted-Ferguson II.** Die Aponeurose des M. obliquus externus abdominis wird vom äußeren Leistenring angefangen über dem Verlauf des Samenstranges aufgespalten. 1 = Aponeurose des M. obliquus externus abdominis; 2 = Anulus inguinalis externus; 3 = Samenstrang; 4 = M. cremaster; 5 = M. obliquus internus abdominis.

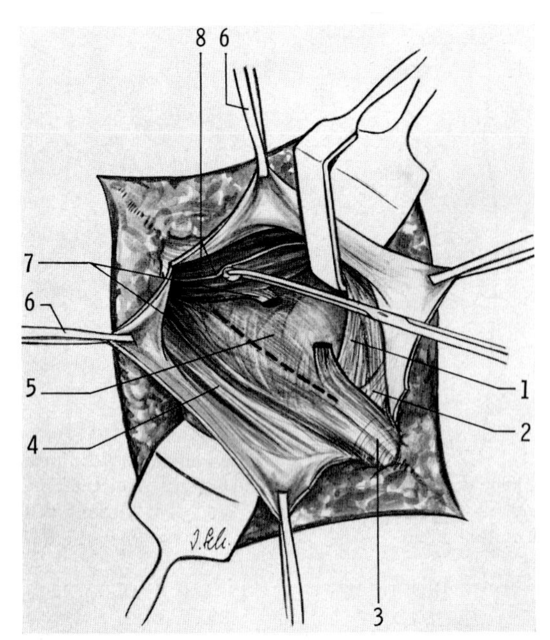

Abb. 34. **Leistenbruchoperation nach Halsted-Ferguson III.** Der N. iliohypogastricus wird stumpf von der Vorderfläche des M. obliquus internus abdominis abgeschoben. Die gestrichelte Inzision über dem Samenstrang deutet das Aufspalten des M. cremaster an. 1 = Falx inguinalis (Tendo conjunctivus); 2 = Lig. reflexum; 3 = Samenstrang; 4 = Lig. inguinale; 5 = in den Samenstrang eingetretener indirekter Bruchsack; 6 = Aponeurose des M. obliquus externus abnominis (durchgetrennt); 7 = Ursprünge des M. cremaster; 8 = Verlauf des N. iliohypogastricus auf der angehobenen Vorderfläche des M. obliquus internus abdominis.

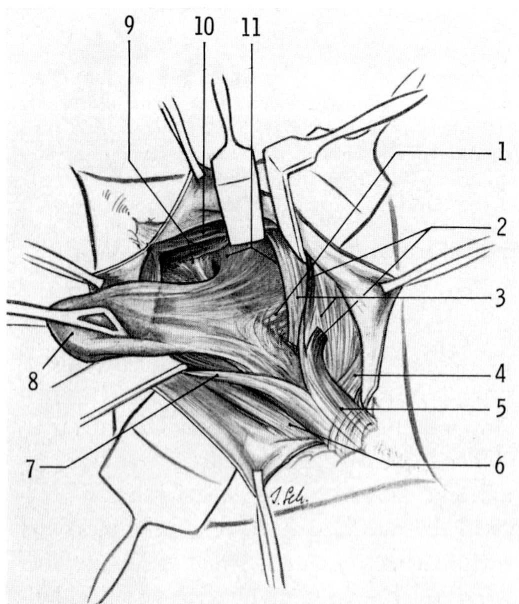

Abb. 35. **Leistenbruchoperation nach Halsted-Ferguson IV.** Sobald der Cremaster eröffnet ist, läßt sich der Bruchsack von den Samenstranggebilden lösen und zum Bauchfell hin präparieren. 1 = Vasa epigastrica; 2 = Rand des aufgespaltenen M. cremaster; 3 = Falx inguinalis (Tendo conjunctivus); 4 = Lig. reflexum; 5 = Samenstrang; 6 = Lig. inguinale; 7 = kaudaler Rand des augespaltenen M. cremaster; 8 = Bruchsack; 9 = Anulus inguinalis internus und M. transversus abdominis; 10 = Rand des M. obliquus internus abdominis; 11 = Basis des Bruchsackes und Vorderfläche des parietalen Peritonäums.

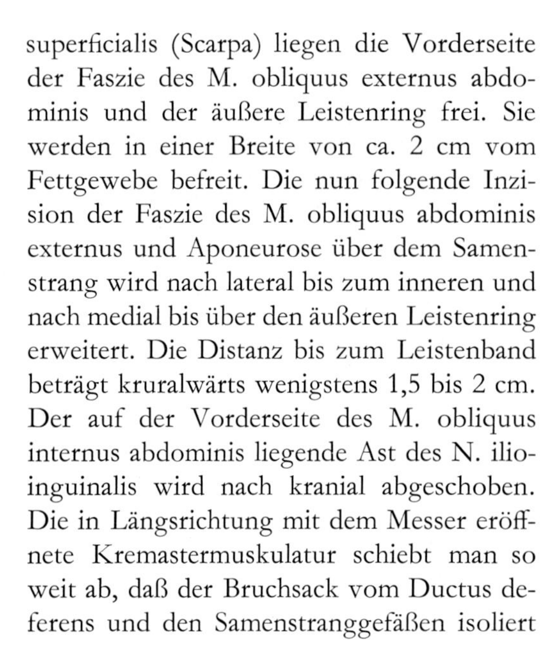

superficialis (Scarpa) liegen die Vorderseite der Faszie des M. obliquus externus abdominis und der äußere Leistenring frei. Sie werden in einer Breite von ca. 2 cm vom Fettgewebe befreit. Die nun folgende Inzision der Faszie des M. obliquus abdominis externus und Aponeurose über dem Samenstrang wird nach lateral bis zum inneren und nach medial bis über den äußeren Leistenring erweitert. Die Distanz bis zum Leistenband beträgt kruralwärts wenigstens 1,5 bis 2 cm. Der auf der Vorderseite des M. obliquus internus abdominis liegende Ast des N. ilioinguinalis wird nach kranial abgeschoben. Die in Längsrichtung mit dem Messer eröffnete Kremastermuskulatur schiebt man so weit ab, daß der Bruchsack vom Ductus deferens und den Samenstranggefäßen isoliert und gestielt werden kann. Ist der Bruchsack aufgespalten und auf adhärente Darm- oder Netzanteile hin kontrolliert, durchsticht und ligiert man die Basis (Polyester, Polypropylen 3—0/2—0 oder Leinenzwirn Nr. 60) und trägt den überstehenden Anteil ab. Bei der Präparation des Bruchsackes ist es von Bedeutung, im Bereich des Halses die umgebende Vorderfläche des Peritonäums darzustellen. Nur dann kann der Stumpf ohne Schwierigkeiten hinter die Bauchdecken zurückschlüpfen.

Bei dieser Methode wird die Fascia transversalis nicht aufgespalten. In der Höhe des inneren Leistenringes fassen nun Einzelnähte (Leinenzwirn Nr. 40 oder Polyester, Polypropylen) die gut bewegliche Vorderfläche des M. obliquus internus abdominis

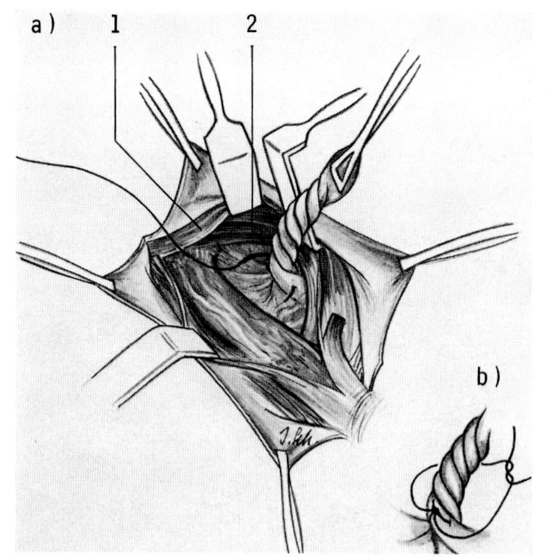

Abb. 36. **Leistenbruchoperation nach Halsted-Ferguson V.** — a) Der torquierte, isolierte Bruchsack wird an der Basis durchgestochen und der überstehende Rand abgetragen. 1 = Angehobener freier Rand des M. obliquus internus abdominis; 2 = M. transversus abdominis. — b) Durchstechungsligatur der Bruchsackbasis.

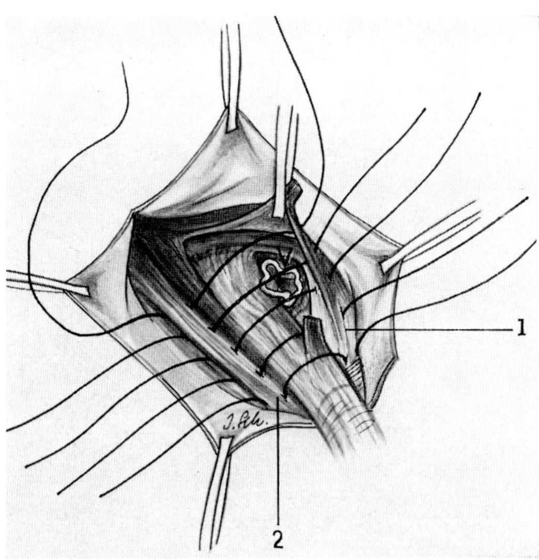

Abb. 37. **Leistenbruchoperation nach Halsted-Ferguson VI.** Der freie Rand des M. obliquus internus abdominis wird durch Einzelnähte (Leinenzwirn Nr. 40, Polyester, Polypropylen 1 — 0) vor dem Samenstrang an den unteren Rand des Leistenbandes adaptiert. 1 = Falx ignuinalis; 2 = Lig. inguinale.

und heften sie an den unteren Rand des Leistenbandes (POUPART-Band). Hierdurch wird ein muskulärer äußerer Leistenring gebildet, dessen ausreichendes Kaliber mit der Fingerkuppe kontrolliert wird.

Danach folgt der Verschluß der inzidierten Externusaponeurose. Er kann durch Einzelnähte (Leinenzwirn Nr. 60, Polyester, Polypropylen 3—0/2—0) oder durch Doppelung der Lefzen erfolgen. Zwei Methoden werden verwandt:

1. Nach GIRARD (1895)[141] fixiert man den freien Rand der kranialen Lefze durch Einzelnähte an das überstehende Leistenband. Mit einer weiteren Nahtreihe legt sich der freie Rand des kaudalen Anteils auf die Vorderfläche der Externusfaszie (Abb. 39a, b).

2. Nach HALSTED[145]-FERGUSON[134] wird der untere Schnittrand durch U-Nähte hinter die kraniale Faszienplatte gebracht und schließlich der freie kraniale Rand durch Einzelnähte auf die Vorderfläche des Leistenbandes genäht. Durch eine Inzision der vorderen Rektusscheide wird diese Fasziennaht

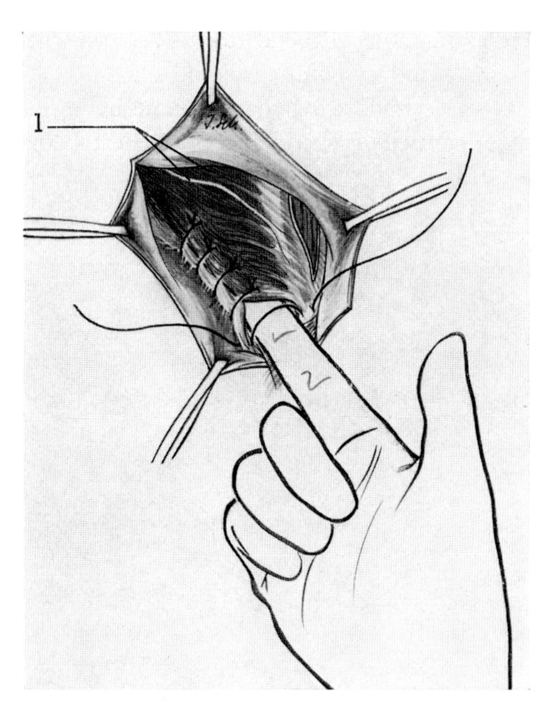

Abb. 38. **Leistenbruchoperation nach Halsted-Ferguson VII.** Die Nähte werden vom inneren Leistenring zum medialen Winkel hin geknüpft. Über dem tastenden Finger wird ein ausreichend weiter äußerer muskulärer Leistenring gebildet. 1 = N. iliohypogastricus, M. obliquus internus abdominis.

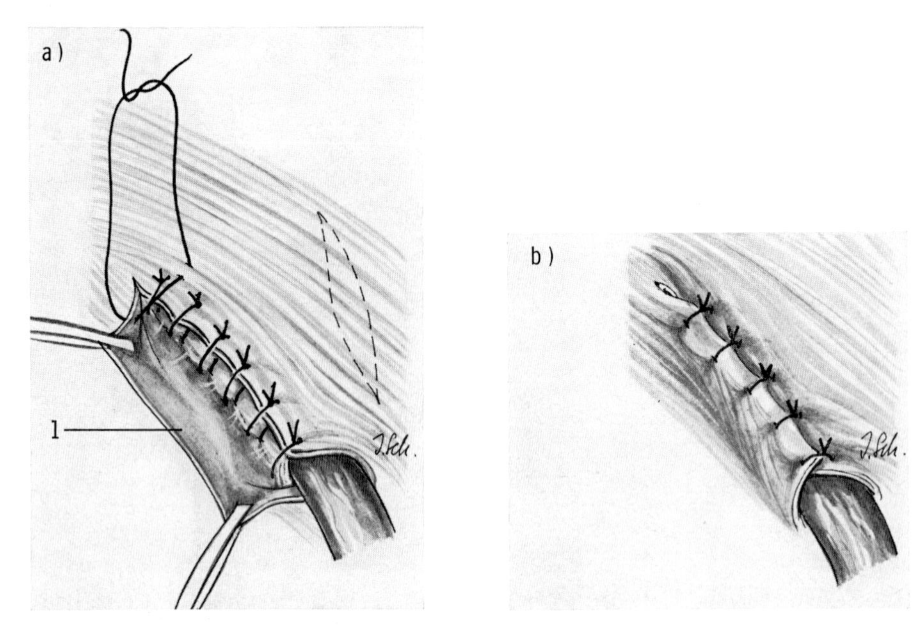

Abb. 39. a) **Doppelung der Aponeurose des M. obliquus externus abdominis nach** *Girard*[141]. Der obere Schnittrand des M. obliquus externus abdominis wird durch Einzelnähte an das Leistenband geheftet. Durch Stiche angedeutet ist die eventuell notwendige Entlastungsinzision in der vorderen Rektusscheide. — b) Der untere Rand der Aponeurose des M. obliquus externus abdominis wird auf die Vorderfläche der Faszie des M. obliquus externus abdominis geheftet.

entlastet. Anschließend folgt der schichtweise Wundverschluß (Abb. 40).
Diese Methode wird vorzugsweise in angloamerikanischen Ländern praktiziert. Die Doppelung der Aponeurose des M. obliquus externus abdominis über dem Leistenband bildet bei verschiedenen Operateuren eine Ergänzung des folgenden Verfahrens.

a)

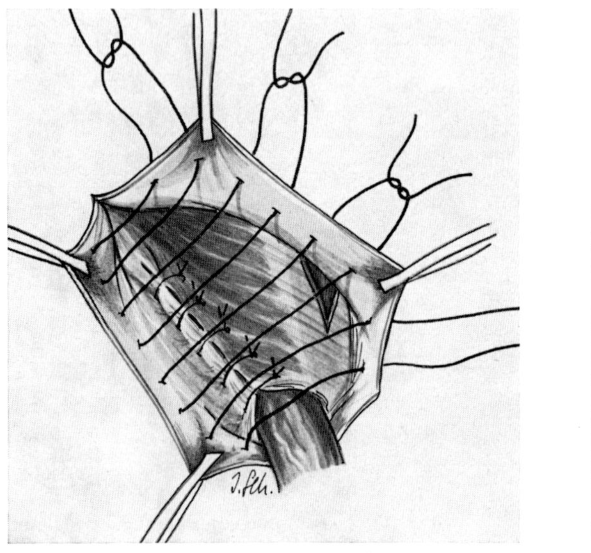

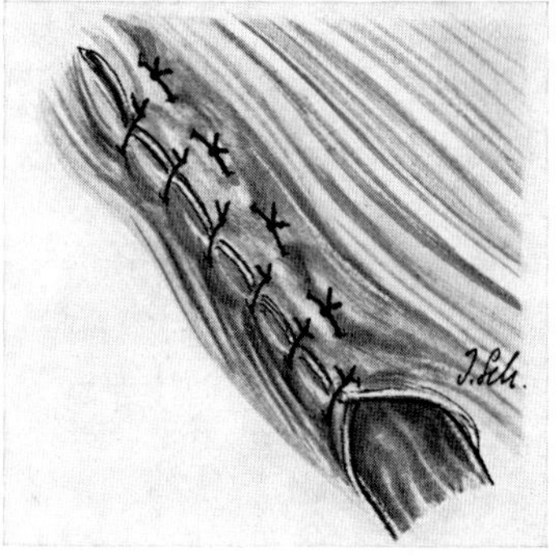

b)

Abb. 40. **Aponeurosendoppelung nach** *Halsted*[134]*-Ferguson*[145]. — a) U-Nähte bringen den unteren Rand der Aponeurose des M. obliquus externus abdominis hinter die obere Lefze. Im medialen Wundwinkel sieht man die Entlastungsinzision nach *Halsted*. — b) In einer weiteren Nahtreihe heften Einzelnähte den oberen Rand der Aponeurose auf die Vorderfläche des Leistenbandes.

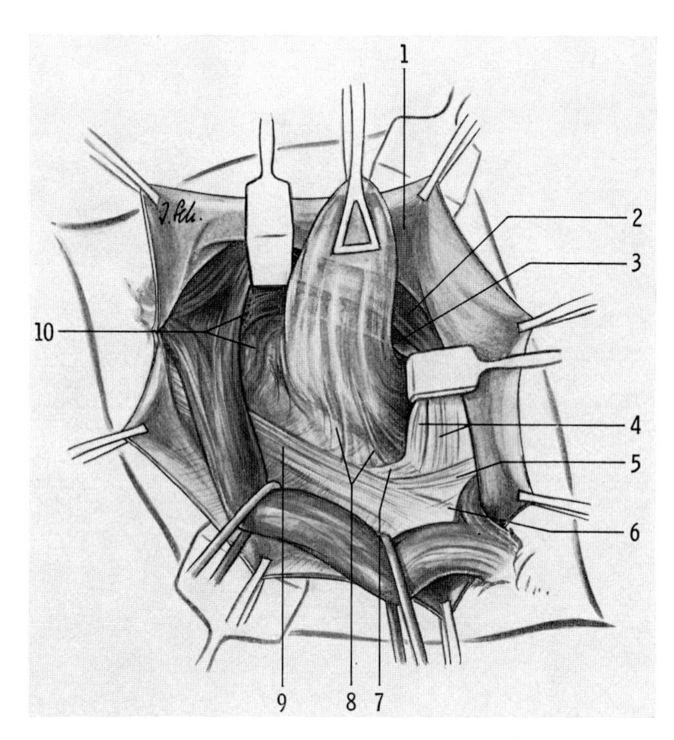

Abb. 41. **Verstärkung der Hinterwand des Leistenkanals mit Verlagerung des Samenstranges** *(Bassini, Brenner, Hackenbruch, Halsted*[116, 119, 144, 145]*)*. **Standardmethode I.** Nach Leistenschrägschnitt und Durchtrennung von Haut und Subkutis wurde die Aponeurose des M. obliquus externus abdominis mit dem Samenstrang eröffnet. Das Bild zeigt nach Isolierung des Samenstranges am Beispiel des medialen direkten Bruches die Ränder der Bruchpforte und die Gewebeschichten, die später zur Nahtvereinigung verwandt werden. 1 = Aponeurose des M. obliquus externus abdominis; 2 = M. obliquus internus abdominis; 3 = M. transversus abdominis; 4 = Falx inguinalis (Tendo conjunctivus); 5 = Lig. reflexum des Leistenbandes; 6 = Tuberculum pubicum; 7 = Lig. lacunare *(Gimbernati)*; 8 = Durch die Fascia transversalis erscheint angedeutet das Lig. pubicum superius *(Cooperi)*; 9 = Lig. inguinale; 10 = Durchschimmernde Vasa epigastrica, Anulus inguinalis internus.

Verstärkung der Hinterwand des Leistenkanals mit Verlagerung des Samenstranges [181, 182] (Abb. 41—44)

Die Methode dient sowohl der Versorgung der direkten als auch der indirekten Leistenhernie. Nach Hautschnitt und Eröffnen der Externusaponeurose wird der M. cremaster durch Längsinzision aufgespalten. Durch teils stumpfe, teils scharfe Präparation löst man den gesamten Samenstrang aus der Muskelhülle. Ohne gewaltsames, stumpfes Vorgehen läßt sich der Samenstrang mit einem Zügel anschlingen. Der vorsichtig bis zur Basis abpräparierte indirekte Bruchsack wird in typischer Weise versorgt. Im Falle eines direkten Bruchsacks muß zunächst die Fascia transversalis zirkulär um den Bruchsackhals herum inzidiert werden, bis das präperitonäale Fettgewebe eindeutig zu differenzieren ist. Dieser Bruchsack wird in einem freien durchschimmernden Anteil eröffnet und kontrolliert. In seinem medialen Anteil findet man fast immer einen Zipfel der Blase. Wurde aus Versehen die Blasenwandmuskulatur verletzt, weist eine vermehrte Blutung aus kleinen Gefäßquerschnitten auf diesen Fehler hin. Wie bei der beschriebenen Versorgung eines Gleitbruches[153] (S. 6) rafft man die Peritonäalränder und reseziert die überstehenden Anteile. Für das weitere Vorgehen ist es wichtig, unabhängig von der Bruchform die Fascia transversalis etwa 0,5 cm vom Leistenband entfernt vom inneren Leistenring bis zum Lig. reflexum aufzuspalten. Darunter liegen die epigastrischen Gefäße frei, und der tastende Finger kann ohne Schwierigkeiten die Femoralgefäße aufsuchen und den Peritonäalsack anheben. Außerdem sieht man im unteren Wundwinkel das Lig. pubicum superius (Cooper).

Der Verschluß, der für beide Bruchformen gleichartig ist, beginnt im medialen Winkel der Leiste[169, 171]. Verwendet wird immer nichtresorbierbares Nahtmaterial (Leinenzwirn 40 oder Polyester, Polypropylen 1—0). Die erste Naht durchsticht die Vereinigung des M. obliquus internus abdominus und

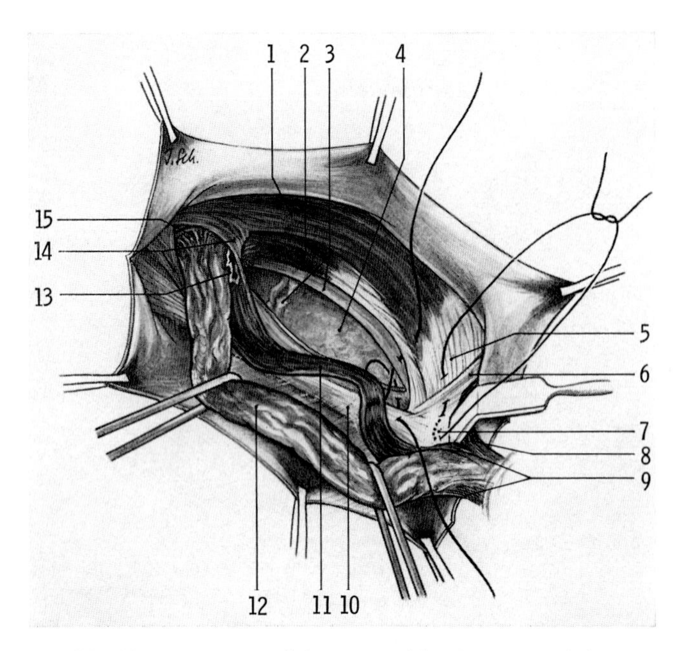

Abb. 42. **Standardmethode II.** Nach Aufspalten des M. cremaster wurden die Samenstranggebilde dargestellt und ein indirekter Bruchsack isoliert, gestielt, an der Basis umstochen und abgetragen. Danach wurde die Fascia transversalis vom medialen Wundwinkel bis zum Anulus inguinalis internus eröffnet. Dadurch liegen Vasa epigastrica und präperitonäaler Raum frei. Es erfolgt nun der Verschluß der Bruchpforte. Die erste Naht liegt am weitesten medial und faßt die Falx inguinalis, danach das Lig. reflexum und schließlich das Periost des Tuberculum pubicum (*Bassini*-Naht). Die weiteren Nähte durchstechen in der Reihenfolge von oben nach unten: M. obliquus internus abdominis, M. transversum abdominis, Fascia transversalis. Danach fassen sie den M. cremaster und werden durch die Fascia transversalis und den unteren Rand des Leistenbandes nach außen geführt.

1 = M. obliquus internus abdominis; 2. M. transversus abdominis; 3 = Fascia transversalis, Vasa epigastricae inferiores; 4 = Peritonäum; 5 = Falx inguinalis (Tendo conjunctivus); 6 = Lig. reflexum; 7 = Tuberculum pubicum; 8= M. cremaster medialis; 9 = M. cremaster lateralis; 10 = Lig. inguinale; 11 = Abgelöster Schlauch des M. cremaster; 12 = Samenstrang; 13 = Bruchsackstumpf am Beispiel einer indirekten Hernie; 14 = M. cremaster lateralis; 15 = Anulus inguinalis internus.

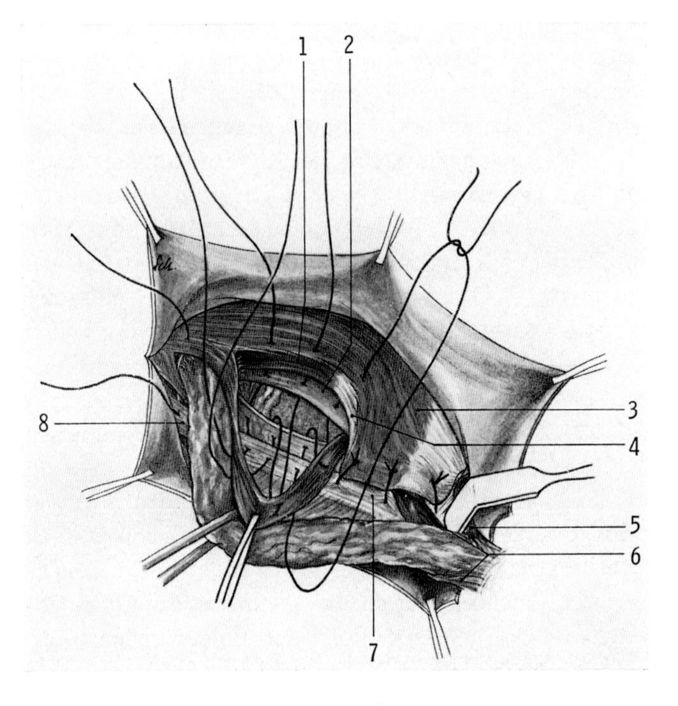

Abb. 43. **Standardmethode III.** Nachdem alle Nähte gelegt sind, werden sie von medial nach lateral geknotet. Zur Verkleinerung des inneren Leistenringes dient besonders bei Hochstand des M. obliquus internus abdominis die am weitesten lateral liegende Naht. Sie legt den freien Rand des M. obliquus internus abdominis über dem Samenstrang an den unteren Rand des Leistenbandes. 1 = M. transversus abdominis; 2 = Fascia transversalis; 3 = M. obliquus internus abdominis; 4 = Falx inguinalis (Tendo conjunctivus); 5 = M. cremaster medialis; 6 = M. cremaster lateralis; 7 u. 8 = Lig. inguinale.

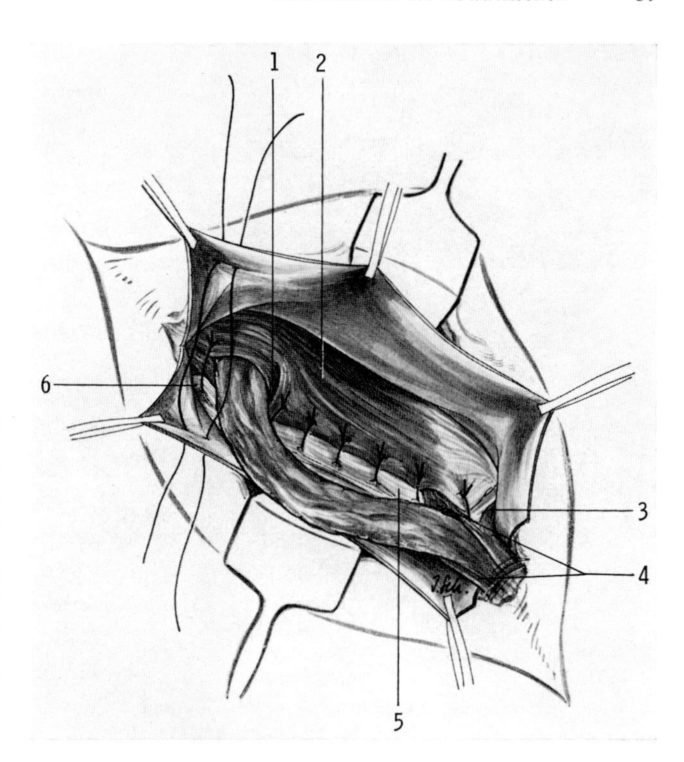

Abb. 44. **Standardmethode IV.** Nach Knüpfen aller Fäden wurde ein neuer Anulus inguinalis internus gebildet, und der vor die Muskulatur gelagerte Samenstrang verläuft jetzt ventral. Einzelnähte vereinigen die Aponeurose des M. obliquus externus abdominis von lateral nach medial und bilden einen neuen äußeren Leistenring. 1 = M. cremaster lateralis; 2 = M. obliquus internus abdominis; 3 = M. cremaster medialis; 4 = M. cremaster lateralis und austretender Kremasterschlauch; 5 u. 6 = Lig. inguinale.

dem Rand des M. transversus abdominus (Tendo conjunctivus bzw. Falx inguinalis). Danach folgen beide Ränder der Fascia transversalis und schließlich das Lig. reflexum sowie das Schambeinperiost. Das ist die eigentliche BASSINI-Naht. Hierbei ist es wichtig, daß der Stich durch das Periost den Knochen nicht verletzt. Im Abstand von 0,6 cm nach lateral folgen nun weitere Einzelnähte, die anstelle des Periostes den unteren Rand des Leistenbandes erfassen. Sie können auch als U-Nähte gelegt werden, dürfen aber durch breite Brücken keine Ernährungsstörungen des Gewebes bewirken. Alle Nähte werden bis zum inneren Leistenring gelegt und mit Klemmen fixiert. Von medial her werden sie einzeln geknüpft, wobei die Gewebe aber nur adaptiert werden sollen. Der neu gebildete innere Leistenring muß den Samenstranggefäßen und dem Ductus deferens ausreichend Durchtritt gewähren, d. h. für eine Fingerkuppe passierbar bleiben. Sofern der innere Leistenring durch *Hochstand des M. obliquus internus abdominis* zu groß verbleibt, rafft eine Naht ventral des Samenstranges den M. obliquus internus abdominis und M. cremaster und fixiert beide an das Leistenband. Hebt man beim Legen dieser wesentlichen Nahtreihe das Leistenband während des Durchstichs mit der Nadel leicht an, kann man die Gefahr der Verletzung der Oberschenkelgefäße vermeiden.

Eine weitere Verstärkung der Hinterwand des Leistenkanals bietet das Mitfassen des Kremasterschlauches (BRENNER 1898[119]).

Die Vorderwand des Leistenkanals wird durch Nahtvereinigung der Externusaponeurose mit Einzelnähten aus nichtresorbierbarem Nahtmaterial wiederhergestellt. Hierdurch bildet sich ein neuer äußerer Leistenring, der möglichst weit nach medial verlagert und verkleinert wird. Diese Naht kann auch in Form der Aponeurosendoppelung nach GIRARD[141] oder HALSTED-FERGUSON[134, 145, 146] durchgeführt werden. Nach schichtweisem Verschluß von Subkutis und Haut ist diese Operation beendet.

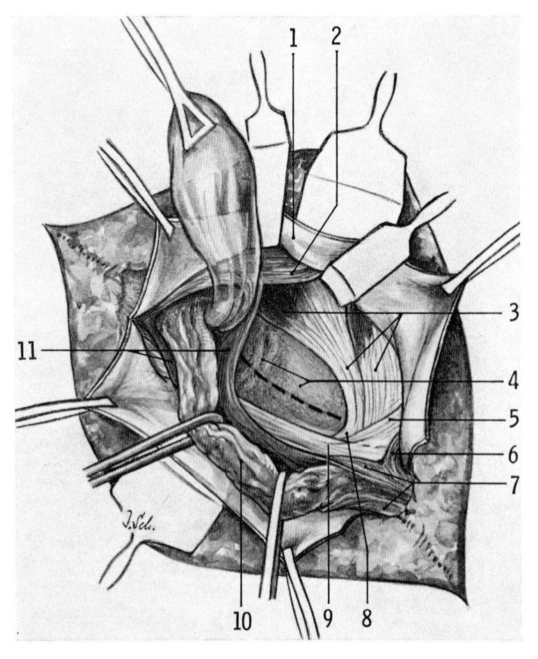

Abb. 45. **Verschluß der Bruchpforte unter Verwendung des Cooper-Bandes I.** Nach Durchtrennen der Haut und des Subkutangewebes wurde die Aponeurose des M. obliquus externus abdominis aufgespalten. Aus dem aufgespalteten M. cremaster wurden Samenstranggebilde und Bruchsack isoliert. In der Tiefe der Wunde ist die Fascia transversalis als dorsale Begrenzung des *Hesselbach*-Dreiecks dargestellt. Die gestrichelte Linie zeigt die Inzision an. 1 = Aponeurose des M. obliquus externus abdominis; 2 = M. obliquus internus abdominis; 3 = M. transversus abdominis und Falx inguinalis (Tendo conjunctivus); 4 = Fascia transversalis und durchschimmernde Vasa epigastrica inferiora; 5 = Lig. reflexum; 6 = M. cremaster medialis; 7 = M. cremaster lateralis; 8 — Lig. lacunare *(Gimbernati)*; 9 = Lig. inguinale *(Pouparti)*; 10 = Samenstrang; 11 = M. cremaster lateralis.

Verschluß der Bruchpforte unter Verwendung des Cooper-Bandes (Lig. pubicum superius) 147, 148, 152, 156, 167, 175, 184, 195, 196 (Abb. 45—48)

Diese Methode bietet bei *kombinierten Hernien* und *Rezidivbrüchen* die größte Sicherheit. Leistenschrägschnitt, Durchtrennen des Subkutangewebes, Aufspalten der Externusaponeurose über dem Samenstrang in Längsrichtung, Eröffnen des Kremasterschlauches. Isolieren der Samenstranggebilde, Abpräparation des Bruchsacks und Aufspalten der Fascia transversalis entsprechen dem im vorigen Abschnitt beschriebenen Vorgehen.

Der Peritonäalsack läßt sich stumpf lösen und nach kranial über einem feuchten Tuch vom Lig. pubicum superius fernhalten. Vom Lig. lacunare (Lig. GIMBERNATI) im medialen Wundwinkel nach lateral hin werden der horizontale Schambeinast und das ihm locker aufliegende Lig. pubicum superius freigelegt. Bei vorsichtiger Präparation lassen sich in ihrem Kaliber stark variierende Anastomosen zwischen der A. obturatoria und A. epigastrica inferior („Corona mortis") schonen. Besonders bei fettleibigen Patienten ist der Abstand vom Wundrand bis zum COOPER-Band relativ groß. Im lateralen Wundwinkel erscheint die Gefäßscheide mit der medial liegenden V. femoralis. Sie wird mit einem Venenhaken lateralwärts verzogen. Es ist technisch einfacher, die Nähte zunächst nur durch den kaudalen Anker (Lig. pubicum

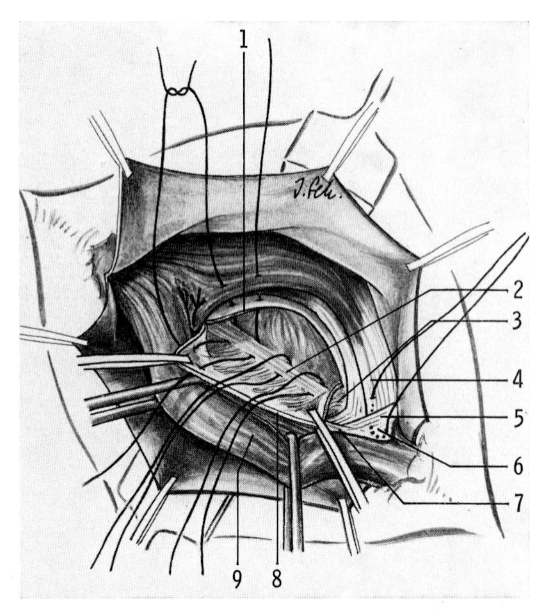

Abb. 46. **Verschluß am Cooper-Band II.** Die mediale Naht erfaßt als Anker das Periost des Tuberculum pubicum. Die übrigen Nähte werden nach lateral hin zunächst durch das Lig. pubicum superius gelegt und danach durch die Ränder der Fascia transversalis in den M. transversus abdominis und den M. obliquus internus abdominis geführt. 1 = Fascia transversalis; 2 = Lig. pubicum superius *(Cooperi)*; 3 = Lig. lacunare; 4 = Falx inguinalis (Tendo conjunctivus); 5 = Lig. reflexum; 6 = Tuberculum pubicum; 7 = Lig. inguinale; 8 = Fascia transversalis; 9 = Samenstrang.

superius) zu führen und mit Klemmen zu fixieren. Die am weitesten medial liegende Naht faßt neben dem Periost des Schambeines das Lig. lacunare (Lig. GIMBERNATI). Die zu überbrückende Distanz mißt im Durchschnitt 4 cm. Benötigt werden 5 bis 6 Nähte aus nichtresorbierbarem Nahtmaterial (Leinenzwirn 40, Polyester, Polypropylen 1—0).

Nach Anheben des M. obliquus internus abdominis stellt sich die kraniale Veranke-

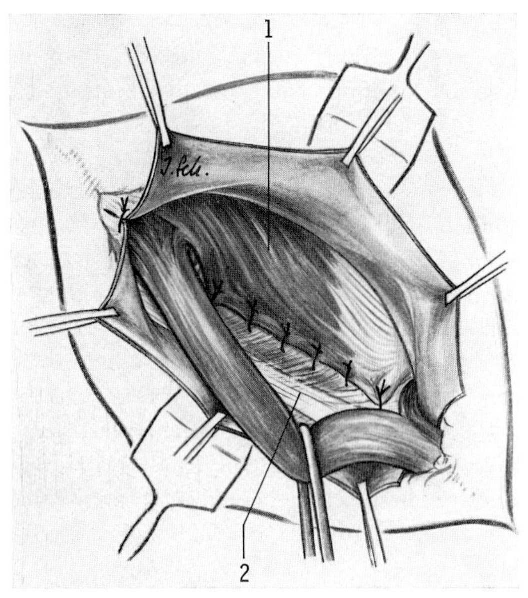

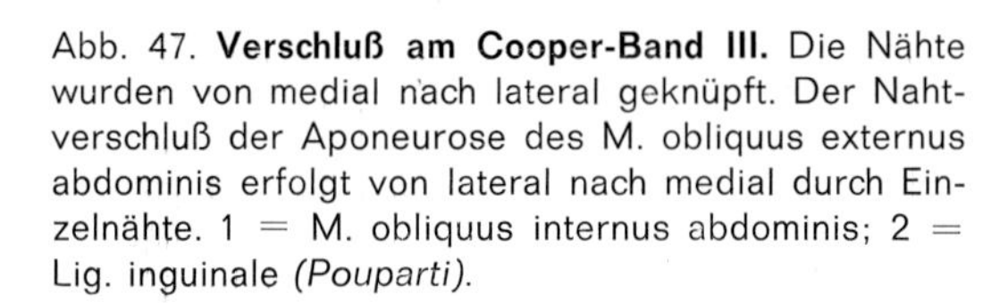

Abb. 47. **Verschluß am Cooper-Band III.** Die Nähte wurden von medial nach lateral geknüpft. Der Nahtverschluß der Aponeurose des M. obliquus externus abdominis erfolgt von lateral nach medial durch Einzelnähte. 1 = M. obliquus internus abdominis; 2 = Lig. inguinale *(Pouparti)*.

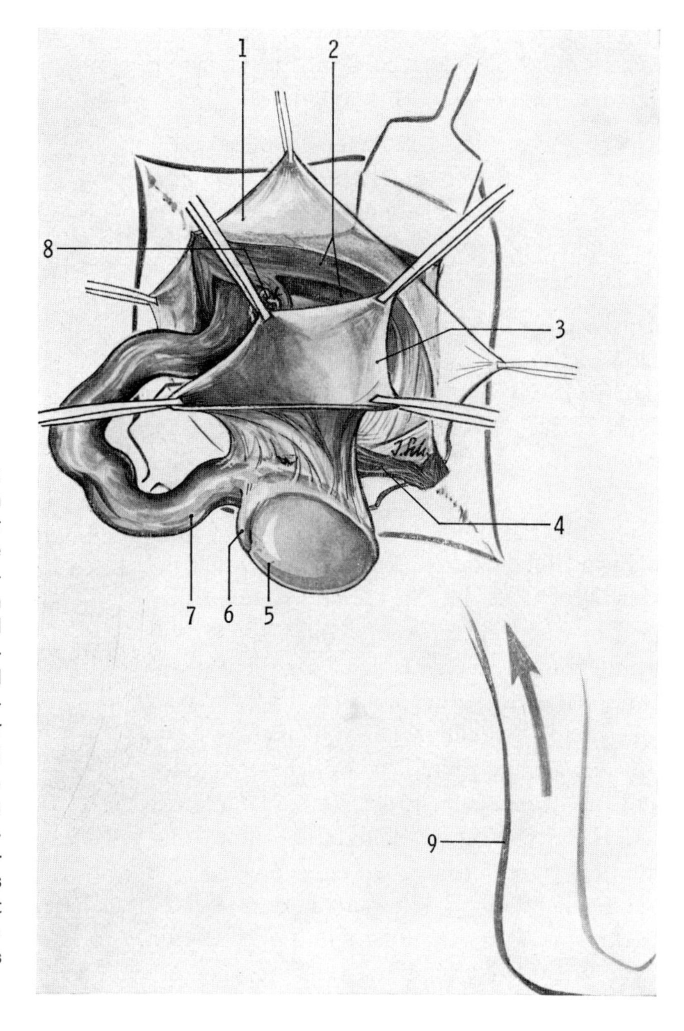

Abb. 48. **Hernia scrotalis.** Nach Luxation des Hodens aus seinem Skrotalfach wurde der Bruchsack in der Mitte über dem Samenstrang eröffnet und seine Rückwand vorsichtig von den Samenstranggebilden gelöst. Den proximalen Anteil stielt man bauchhöhlenwärts und isoliert ihn bis zum parietalen Peritonäum. Danach wird er durchstochen und abgetragen. Der distale Anteil des Bruchsacks kann unter Fingerführung weiter abgelöst werden oder aufgespalten und nach *Winkelmann* umgeschlagen werden. 1 = M. obliquus externus abdominis; 2 = M. obliquus internus abdominis, M. transversus abdominis; 3 = distaler Anteil des Bruchsacks; 4 = Schlauch des M. cremaster; 5 = Testis; 6 = Caput epididymidis; 7 = Samenstrang; 8 = verschlossener proximaler Stumpf des Bruchsacks; 9 = Skrotum.

rung dar. Sie besteht aus Fascia transversalis, Aponeurose des M. transversus abdominis und M. obliquus internus abdominis. Nur bei schlaffer Muskulatur ist es möglich, den Tractus iliopubicus einzustellen und für die Naht zu verwenden. In der genannten Reihenfolge werden die Gewebe 3—4 mm vom freien Rand entfernt durchstochen. Sind alle Nähte gelegt, werden sie von medial nach lateral geknotet, so daß die Knoten zunehmend in die Tiefe treten müssen. Die V. femoralis darf weder verletzt noch eingeengt werden. Bei Bedarf kann diese Nahtreihe durch eine Inzision im Blatt der vorderen Rektusscheide entlastet werden (HALSTED[145], McVAY[166]).

Zum sicheren *Verschluß der Schenkelpforte* ist weiter notwendig, neben der kranialen Verankerung das COOPER-Band, die Gefäßscheide und den unteren Rand des Leistenbandes mitzufassen (McVAY[166]).

Über den zurückverlagerten Samenstranggebilden wird nun die Externusaponeurose durch direkte Naht oder durch Doppelung verschlossen. Subkutan- und Hautnähte beenden den Eingriff.

Unabhängig von den geschilderten Operationsmethoden bietet die Versorgung der *Hernia scrotalis per magnam* einige Besonderheiten: Der Bruchsack reicht bis an den Hoden heran und ist in den meisten Fällen mit der Umgebung stark verwachsen. Die Samenstranggebilde lassen sich oft nur schwer differenzieren, so daß es einfacher ist, den Bruchsack im Mittelbereich über dem Samenstrang zu eröffnen. Unter Fingerführung von innen her lassen sich die Samenstranggebilde leichter ablösen. Danach werden beide Anteile bauchhöhlenwärts bzw. hodenwärts gestielt. Das weitere Vorgehen entspricht den Regeln der Versorgung eines Bruchsacks. Wird die Präparation durch Vernarbungen des distalen Anteils schwierig und unübersichtlich, spaltet man den Bruchsackrest im freien Anteil auf und überläßt ihn der spontanen Obliteration. Da es bei der Präparation des Skrotalbruchsacks in einigen Fällen zu ausgedehnten Skrotalhämatomen kommt, ist es besser, das Skrotalfach durch eine Drainage zu entlasten (Abb. 48).

Ausweichmethoden

Einige Möglichkeiten der Begegnung intraoperativer Schwierigkeiten wurden bereits bei der Schilderung der verschiedenen Verfahren erwäht. Es sind dies

1. die Entlastungsinzision an der Vorderseite der Rektusscheide nach HALSTED[146],
2. die Fasziendoppelung nach GIRARD[141] oder HALSTED[145, 146]-FERGUSON[134].

Bei alten Menschen, großen Bruchpforten und wiederholten Bruchrezidiven kann die hintere Leistenwand durch eine weitere Schicht verstärkt werden, wenn man den Samenstrang subkutan verlagert[149, 178]. Nach der Methode HALSTED[145, 146] wird der Ductus deferens von den Samenstranggefäßen getrennt. Durch eine schmale Öffnung in der verschlossenen Externusfaszie treten die Gefäße etwa in Höhe des inneren Leistenringes vor die Externusaponeurose, während der Samenstrang weiter medial aus einer eigenen Dehiszenz austritt. Da der ventrale aponeurotische Abschluß des Leistenkanals fehlt, ist der Samenstrangverlauf besonders bei fettarmen Bauchdecken stark druckempfindlich. Außerdem befinden sich innerer und künstlicher äußerer Leistenring in einer ungünstigen geraden Überlappung.

Für die Versorgung großer Bruchlücken nach wiederholten Rezidiven ist die Verwendung von autoplastischen Faszien- oder Kutislappen, aber auch von alloplastischen Materialien möglich[132, 158, 180].

Eine weitere Möglichkeit der Reparation eines durch Mehrfachoperationen stark geschädigten Leistenkanals bietet der präperitonäale Zugang und der Verschluß mit dem Tractus iliopubicus (s. S. 59).

Komplikationen

Intraoperative Komplikationen

Zerstörung von nahtwichtigem Gewebe

Ursachen: Grobe und überhastete Präparationstechnik, unübersichtliche anatomische Verhältnisse durch vorausgegangene narbige Veränderungen beim Rezidivbruch, intraoperative Blutungen; Bruchzufälle.

Verhütung: Subtile Präparationstechnik und Kenntnis der anatomischen Verhältnisse, Vermeiden von Blutungen und Wundinfektionen, Einkalkulieren von Bruchzufällen.

Therapie: Plastischer Ersatz der zerstörten Gewebe (s. S. 6 u. 7).

Blutungen

Ursachen: Präparation in falscher Hast und ohne exakte anatomische Information, Versäumen der Stillung auch kleinster Blutungen. Mangelnde anatomische Übersicht bei vernarbten Gewebsverhältnissen, z. B. beim Rezidivbruch. — Besonders gefährdet sind die *epigastrischen Gefäße und die V. femoralis.* Durch ein sich rasch ausdehnendes lokales Hämatom kann die Situation unübersichtlich werden. Vorschnelles Handeln und blindes Klemmen führen zu weiteren vermeidbaren Verletzungen, besonders bei Benutzung ungeeigneter Gefäßklemmen.

Verhütung: Sorgfältiges Präparieren unter genauer anatomischer und taktischer Planung der nächsten Schritte. Laufende Blutstillung, auch kleinster Gefäße (Haartechnik nach HALSTED).

Therapie: Bei Verletzung größerer Gefäße erfolgt als erstes eine Kompression durch Fingerdruck; nach exakter Darstellung wird sie schrittweise freigegeben und durch regelrechte Versorgung mit Gefäßklemmen ersetzt. Ein Defekt der V. femoralis wird durch atraumatische Naht versorgt. Liegt ein größeres Leck vor, ist es unter Umständen notwendig, das Leistenband zu durchtrennen und später durch Knopfnähte (Polyester, Polypropylen 1—0/2—0) wieder zu vereinigen. Verletzte epigastrische Gefäße können einfach doppelt ligiert werden. Die Versorgung derartiger Gefäßblutungen muß immer unmittelbar erfolgen, nicht durch Kompression und durch eine oft nur vorgetäuschte Blutstillung hinausgeschoben werden. Später auftretende Blutungen können zunächst schwer diagnostizierbar sein, da sich der Bluterguß unter anderem in die Peritonäalhöhle oder in die Bauchdecken ergießen kann. Da ein Blutsee im Wundbereich zur Infektion disponiert, ist schon aus diesem Grunde primäre Sorgfalt geboten oder aber nach Manifestwerden der Hämatome der erneute Eingriff indiziert.

Hodentorsion

Ursachen: Mobilisation des Hodens mit Samenstrang und unkontrollierte Rückverlagerung in das Skrotalfach.

Verhütung: Sorgfältige Präparation und lage- und anatomiegerechte Reposition.

Therapie: Kommt es unmittelbar postoperativ, etwa nach dem 2. Tag zur Anschwellung des Hodens und zur hochempfindlichen Druckschmerzhaftigkeit, kann man ein sogenanntes banales Hämatom mit entsprechender Verfärbung der Hodenhüllen weitgehend ausschließen, sollte man durch eine Reoperation die Lage des Hodens und seine Ernährung kontrollieren. Der Eingriff ist auch bei falscher Diagnosestellung gerechtfertigt, da man auf jeden Fall ein störendes Hämatom, das dann vorliegt, ausräumen, die Blutquelle stillen und notfalls auch drainieren kann. Wird der Hoden Monate nach der Operation kleiner, muß man annehmen, daß die A. spermatica verletzt oder gar durchtrennt wurde. Eine Orchiektomie ist zwingend erforderlich bei fortschreitender Nekrose und Infektion. Gelegentlich kann der Hoden auch nach Durchtrennung der Hauptgefäße bei ausreichender Versorgung mit Kollateralen ernährt bleiben.

Durchtrennung des Samenstranges

Ursachen: Grobe überhastete Präparation, unzureichende anatomische Übersicht bei Blutungen und Narbengewebe.
Verhütung: Subtile Präparationstechnik. Ausschließlich Benutzung anatomischer Pinzetten. Forcierter Zug durch Anschlingen usw.
Therapie: Die Verletzung und Rekonstruktion haben eine schwerwiegende Bedeutung im Kindesalter. Aber auch beim Erwachsenen wird der verletzte Ductus deferens in gleicher Sitzung mit der Bruchoperation über einem ausziehbaren Draht wieder vereinigt und durch einzelne Katgutnähte (5—0) anastomosiert. Der Erfolg der Rekonstruktion ist unsicher (s. urologische Operationen S. 444).

Verletzungen des Darmes

Ursachen: Verkennung der Bruchart, falsche Inzision des Bruchsacks, unsachgemäße Behandlung vorgeschädigter Darmteile.
Verhütung: Wahl des geeigneten Zugangsweges, gute anatomische Übersicht, Eröffnung des Bruchsackes nur bei anatomisch eindeutigen Verhältnissen (Gleitbrüche!), Nähte nur bei vollständiger Übersicht über das verwendete Gewebe.
Therapie: Es ist wichtig, Verletzungen des Darmes rechtzeitig zu erkennen. Ist nur die Seromuskularis der Wand betroffen, wird bei einer Ausdehnung der Wunde von weniger als 0,5—1,0 cm eine eigene Versorgung gewöhnlich nicht erforderlich sein. Größere seromuskuläre Verletzungen werden durch Einzelnähte nach LEMBERT oder HALSTED versorgt.
Wurde die Darmlichtung eröffnet, führt man den Verschluß möglichst quer zur anatomischen Achse des Darmes durch. Die Naht wird einreihig allschichtig (Polyester, Polypropylen 2—0/3—0) oder mehrreihig nach ALBERT-LEMBERT oder ALBERT-HALSTED ausgeführt (s. Bd. II, Teil 2, S. 149f).
Für die unmittelbar postoperative Periode gelten die üblichen Behandlungsrichtlinien, die sich für Eingriffe am Darm bewährt haben.

Verletzungen der Harnblase (s. auch S. 384)

Ursachen: Hastige ungenaue Präparation besonders des medialen Bruchsacks, Mißdeutung eines Gleitbruchs, schlechte anatomische Übersicht, nicht entleerte Blase.
Verhütung: Zurückhaltende und vorsichtige Präparation medial liegender sog. präperitonäaler Lipome (extraperitonäale Blase!); auf gut vaskularisiertes Gewebe achten, das einen Hinweis auf die Nähe der Harnblase geben kann.
Therapie: Die eröffnete Lichtung der Harnblase wird unmittelbar einreihig-allschichtig verschlossen. Zur Entlastung der Naht wird der Patient mit einem Verweilkatheter versorgt, der zugleich eine Kontrolle über mögliche Nachblutungen erlaubt.

Verletzungen des Ligamentum teres uteri (rotundum)

Die Durchtrennung des Mutterbandes hat in der Regel keine klinische Bedeutung. Im Zweifelsfall kann eine erneute Fixation durch direkte Naht an den M. obliquus abdominis internus oder durch Einbeziehung in den Verschluß der Bruchpforte erfolgen.

Fehldiagnose

Ursachen: Lymphome und echte Geschwülste der Leistenregion, Tochtergeschwulstabsiedlungen aus dem kleinen Becken, Hämatome, Hydrozele des Funiculus spermaticus, Abszesse u. ä.
Verhütung: Sorgfältige klinische Anamnese und Untersuchung, differentialdiagnostisches „Darandenken".
Therapie: Die Revision der Diagnose hat in der Regel eine Änderung der operativen Taktik zur Folge. Bei *septischer Erkrankung* begnügt man sich mit dem kleinsten Eingriff, d. h. Ableitung des infektiösen Exsudates aus dem Gewebe; man verschiebt alle eventuell weiter erforderlichen, nicht dringlich indizierten Maßnahmen auf einen

späteren Zeitpunkt. — Handelt es sich um eine *aseptische Erkrankung*, erfolgt die Versorgung nach den entprechenden gültigen Regeln der operativen Behandlung. Immer sollte dabei auch überprüft werden, ob ein Bruch nicht zusätzlich vorliegt. Dazu gehört die Kontrolle aller jeweils möglichen Bruchpforten. Ein manifester Bruch wird in gleicher Sitzung behandelt.

Unzureichende anatomische Übersicht

Ursachen: Unzureichende Blutstillung, Narbengewebe, falsche Hast.

Verhütung: Voraussetzung für eine gute Übersicht ist der ausreichend große und richtig gewählte Zugangsweg. Notfalls darf man intra operationem nicht zögern, Schnitte zu erweitern oder zusätzliche Inzisionen anzubringen, z. B. ein kombiniertes inguinalkurales Vorgehen bei großen oder schwer reponierbaren Schenkelhernien. Die gute Übersicht ist auch eine Voraussetzung zur Vermeidung intraoperativer Verletzungen.

Therapie: Guter Zugang, große Inzisionen.

Unmittelbar postoperative Komplikationen

Blutungen

Ursachen: Unzureichende intraoperative Blutstillung, vor allem bei Blutungen aus dem Plexus pampiniformis.

Verhütung: Laufende unmittelbare sorgfältige Blutstillung. Schonende Gewebsbehandlung.

Therapie: Bei großen Hämatomen, vor allem beim Bluterguß in die Skrotalhüllen wird man eine operative Ausräumung erwägen. Bei kleineren Ausmaßen konkurriert die Reintervention mit konservativ-resorptionsfördernden Maßnahmen. Da es sich häufig um Sugillationsblutungen handelt, bleibt die Punktion entsprechend erfolglos.

Wundinfektionen

Ursachen: Eitrige Hauterkrankungen, Narbenfelder beim Rezidivbruch; nicht überschaubare Zufälligkeiten.

Verhütung: Peinlichste Asepsis, Kontrolle und Pflege der Haut, Vermeiden von Hämatomen, sorgfältige Wundpflege.

Therapie: Bei manifesten Infektionen — dies gilt gleichzeitig für den Verdacht — darf man nicht zögern, die Wunde ausreichend breit und tief genug zu eröffnen. Die Wundbehandlung erfolgt nach den allgemeinen Regeln der septischen Chirurgie.

Frühzeitiger Rezidivbruch

Verhütung: Verwendung nichtresorbierbarer Nahtmaterialien zum Verschluß der Bruchpforte; bei Zweifeln an einer ausreichenden sicheren Verschließbarkeit Durchführung von Faszientransplantationen. Eventuell sollte auch die Verwendung alloplastischen Materials erwogen werden.

Therapie: Zunächst muß die Diagnose gesichert sein: Hämatome, Serome oder tiefere Abszesse können ein Bruchrezidiv vortäuschen.

Bei einem erneuten oder einem Zweitbruch sollte zunächst 2—3 Monate abgewartet und dann der Wiederholungseingriff durchgeführt werden, beim Rezidivbruch nach Wundinfektionen erst nach 6 Monaten.

Postoperative Kot- und Urinfistel

Ursachen: Übersehene Verletzungen von Blasen- und Darmwand, gewöhnlich ohne primäre komplette Eröffnung der Lichtung.

Verhütung: Genaue Identifikation der zur Naht verwendeten Gewebe, Durchführung sämtlicher Stiche nur unter völliger Einsicht in das Operationsfeld.

Therapie: Äußere Fisteln des Darmes und der Blase haben in der Regel die Tendenz, sich spontan zurückzubilden. Bei Blasenfisteln sollte ein Verweilkatheter gelegt werden. Die operative Revision (Fistelexstirpation) ist angezeigt, wenn die spontane Rückbildung nach etwa 6 Wochen nicht erfolgte. Immer sollte nach unbekannten Zweiterkrankungen geforscht werden, die Ursache einer spontanen Perforation sein können (Divertikulitis, M. Crohn, Karzinome von Darm und Blase!).

Allgemeine Komplikationen

Weitere unmittelbar postoperative Komplikationen umfassen die allgemeinen Störungen, wie sie nach jeder Bauchoperation in Form von Atelektasen und pneumonischen Infiltraten der Lungen, Thrombosen, Embolien usw. auftreten können. Hier sind die allgemeinen postoperativen Behandlungspostulate gültig.

Späte postoperative Komplikationen

Die wichtigste späte postoperative Komplikation ist das Rezidiv des operierten Bruches. Das Rezidiv soll frühestens 2 bis 3 Monate nach der ersten Operation erneut angegangen werden. Die Operationstaktik und -technik sind wie bei der Primäroperation (s. u.)[110, 121, 132, 160, 188, 190, 197].

Rezidivbrüche

Die Versorgung von frühzeitig oder später auftretenden Rezidivbrüchen erfolgt nach den allgemeinen Regeln der Bruchbehandlung (Versorgung des Bruchinhaltes, Beseitigung des Bruchsackes, Verschluß der Bruchpforte). Operative Ziele und taktisches Vorgehen unterscheiden sich nicht gegenüber primären Bruchversorgungen.

Durch Verlagerung, Narbenbildung und Verziehungen veränderte anatomische Verhältnisse erfordern in der Regel einen höheren Aufwand an präparativer Tätigkeit während des Eingriffs. Da in die Narbenbildung auch Gefäße und Samenstranggebilde mit einbezogen sein können, resultiert ein höheres Risiko intraoperativer Komplikationen.

Für das *intraoperative Vorgehen* gilt es daher, ungewöhnliche und unerwartete anatomische Lagebeziehungen in die Überlegungen mit einzubeziehen bzw. Komplikationsmöglichkeiten durch entsprechend vorsichtiges und subtiles präparatives Vorgehen auszuschalten. Bewährt hat sich das primäre Aufsuchen anatomisch unveränderter Bereiche, d. h. das Eingehen in das Narbengebiet von lateral oder oben her aus dem Bereich gesunden Sehnen- und Muskelgewebes.

Besonders gefährdet sind in der Regel die Samenstranggebilde; ihre Präparation kann unter Umständen nicht vollständig gelingen. Ist eine weitere Darstellung bei der Durchführung der Bruchoperation nicht erforderlich, so beläßt man sie ohne weitere Freilegung in situ. Ist die Präparation nicht zu umgehen, geht man wie oben angegeben vor und beginnt in einem narbenfreien Bezirk. Unter häufigem Seitenwechsel werden die Narbenstränge gelöst. Dabei kann es mitunter erforderlich sein, die Bauchdecken oberhalb der Adnexe einzukerben, um hier erneut narbenfreies Gewebe vorzufinden. Beim Verschluß der Bruchpforte empfiehlt es sich in der Regel, eine subfasziale Verlagerung des Samenstranges nicht erzwingen zu wollen. Es ist häufig primär besser, eine subkutane Lage anzustreben und das zur Verfügung stehende Faszien- und Sehnengewebe vollständig für den Verschluß der Bruchpforte zu verwenden.

Ferner sollte beim Verschluß der Bruchpforte *bei Wiederholungsbrüchen* in besonderem Maße darauf geachtet werden, daß nur nichtresorbierbare, wenig reagierende Nahtmaterialien verwendet werden (Polyester, Polypropylen). Dabei sollte man dünnere Fadenkaliber bevorzugen, da das präexistente Narbengewebe in stärkerem Maße zu Fadenreaktionen neigt.

Beim Verschluß der Operationswunde empfiehlt es sich, auf die subkutane Nahtetage zu verzichten und Komplikationsmöglichkeiten im präfaszialen Raum durch Einlegen einer Redon-Saugdrainage vorzubeugen.

Interparietale Hernien — Ektopische Hernien

Eine seltene Form der Leistenhernie ist die interparietale Hernie. Der Bruchsack dringt durch den inneren Leistenring in den Leistenkanal. Er durchbricht den äußeren Leistenring nicht, sondern breitet sich im lockeren Gewebe zwischen den verschiedenen Schichten der Bauchwand aus. Im einzelnen kann man folgende Formen unterscheiden[200]:

1. Präperitonäale interparietale Hernie.
2. Interstitielle interparietale Hernie:
   a) zwischen Fascia transversalis und M. transversus abdominis,
   b) zwischen den Fasern des M. obliquus internus abdominis,
   c) zwischen M. obliquus internus abdominis und der Aponeurose des M. obliquus externus abdominis,
   d) zwischen der Aponeurose des M. obliquus externus abdominis und der Fascia perinei superficialis.
3. Inguino-parietale Ausbreitung unter der Haut. Die Form ist gleichförmig mit 2d, hat aber einen eigenen Namen erfahren.

Der ektopische Bruch kann mit einer gewöhnlichen Leistenhernie kombiniert sein. Der Bruchsack hat dann gewöhnlich zwei Kammern (*bilokuläre Hernie*)[199].

Der *Krankheitswert* der interparietalen Hernie entspricht dem der allgemeinen Brüche; allein die *Diagnosestellung* kann schwieriger sein. Gelegentlich ist die interparietale Hernie Folge einer ungenügenden Reposition oder eines schlechtsitzenden Bruchbandes. *Differentialdiagnostisch* konkurriert sie mit den entzündlichen und tumorösen Veränderungen der Leistenregion.

Schenkelbrüche

Allgemeines

Beim Schenkelbruch (Hernia femoralis sive cruralis) nimmt der Bruchsack seinen Weg neben den Oberschenkelgefäßen unter dem Leistenband her in die Leistenbeuge.

Der Schenkelbruch ist:

1. *immer erworben* (nicht angeboren),
2. bei der *Frau* dreimal häufiger als beim Mann,
3. bei *Frauen* nach Entbindungen doppelt so häufig wie bei unverheirateten und
4. meist bei *Männern* anzutreffen, die abnorm *starker körperlicher Belastung* ausgesetzt sind.

Daraus ergibt sich für die *gutachterliche Fragestellung* der Schluß: der Schenkelbruch ist ein *erworbenes Leiden;* es kann durch äußere Faktoren gefördert werden.

Drei Fünftel aller Schenkelbrüche sind *eingeklemmt*, bevor sie zur chirurgischen Behandlung eingewiesen werden. So steigt die *Letalitätsrate* von 0% bei der unkomplizierten auf 6—7% bei der inkarzerierten Hernia cruralis. Differentialdiagnostisch spielt ihre Einklemmung beim Ileus des alten Menschen eine wichtige, häufig verkannte ursächliche Rolle[229, 236].

Indikationen[207, 210, 213, 221, 224, 225, 229, 236, 238]

Absolute Indikationen

Jede eingeklemmte Schenkelhernie und jede diagnostizierte Schenkelhernie bei gutem klinischen Allgemeinbefund.

Relative Indikationen

Jede rezidivierend einklemmende Schenkelhernie bei ungünstiger Gesamtausgangslage.

Kontraindikation

Die nicht eingeklemmte Hernie bei allgemeiner Inoperabilität des Kranken oder hohem Operationsrisiko.

Narkose

Lokalänasthesie besonders bei kruralem Vorgehen und bei ungünstiger klinischer Ausgangssituation (keine Einschränkung der Bauchatmung in der postoperativen Phase). *Allgemeinnarkose* bei kruralen und bei inguinalen Zugängen.

Lagerung

Rückenlage mit gestreckten Beinen bei leicht angehobenem Gesäß.

Zugangswege

Unterer, direkter oder kruraler Zugang

(Fabricius 1892[214], Bassini 1893[203], Salzer 1921[234]) [207, 229, 234, 236, 238]

Vorteile: Bei alten Menschen in schlechtem Allgemeinzustand. Postoperativ keine Beeinträchtigung der Atmung, geringes Trauma, Palliativeingriff möglich.

Nachteile: Verschluß der Bruchpforte unsicher, da nur der Ausgang des Schenkelkanals verschlossen wird. Bei inkarzerierten Hernien, besonders bei gangränösem Darm, ist der Zugang oft nicht ausreichend.

Inguinaler Zugang

(Lotheissen 1898[223], Reich[233], von Moschcowitz 1908[230], McVay u. Anson 1938[227], Anson 1949[201])

Vorteile: Leichter zur Herniolaparotomie zu erweitern. Verschluß sicherer, da der Eingang zum Schenkelkanal verschlossen wird.

Nachteile: Das Trauma ist größer, besonders beim stark vorgeschädigten Patienten. Leistenrezidive durch Zerstörung der Hinterwand des Leistenkanals sind möglich.

Präperitonäaler Zugang

(Henry 1936[216], Nyhus 1959[231])

Vorteile: Alle, auch kombinierte Hernien können von diesem Zugang verschlossen werden. Die Revision der Leibeshöhle ist in jedem Falle möglich. Vorteile bietet der Zugang besonders bei der Operation einer Rezidivhernie, da altes Narbengewebe umgangen wird.

Nachteile: Das Trauma der Operation ist beim schwachen, alten oder geschädigten Menschen größer. Eine schlechte Anästhesie kann diesen Eingriff äußerst schwierig gestalten. Kinder bis zum 6. Lebensjahr sollen nicht nach dieser Methode operiert werden.

Außer den genannten Methoden gibt es weitere Verfahren zur operativen Behandlung des Schenkelbruches. Im wesentlichen handelt es sich um Variationen oder Kombinationen der dargestellten konventionellen Verfahren (Jenkel, Pels-Leusden, Narath u. a.).

Operative Taktik

1. Der Bruchsack muß komplett entfernt werden.
2. Der Verschluß der Bruchpforte soll möglichst am Eingang des Schenkelkanals erfolgen.
3. Das Cooper-Ligament (Lig. pubicum superius) bietet die beste Verankerung für die Nähte.
4. Nichtresorbierbares Nahtmaterial zeigt die besseren Resultate.
5. Präperitonäales Fett darf nach der Operation nicht in den Schenkelkanal hineinragen (Schrittmacherfunktion).

Technik (Abb. 49—68)

Direkter Zugang bei unkomplizierten Bruchformen

Medial der Oberschenkelgefäße erfolgt die Hautinzision senkrecht oder schräg über der Bruchgeschwulst und dem Ausgang des Schenkelkanals (Abb. 49). Nach Inzision der Fascia femoralis wird der Bruchsack isoliert und allseits von Fett befreit (Abb. 50). Wie bei der direkten Hernie können Teile der Blase dem Bruchsack anliegen, sie werden bei exakter Blutstillung scharf abgelöst. Bei stumpfer Präparation erhöht sich die Gefahr, die Blase zu eröffnen. Die Präparation des Bruchsackhalses muß soweit vorgetrieben werden, bis das regelrechte parietale Peritonäalblatt sichtbar wird. Der entleerte Bruchsack wird eröffnet, an der Basis umstochen und abgetragen (Abb. 51).

Verschluß der Bruchpforte durch Naht des Poupart-Bandes (Leistenbandes) an das Cooper-Band (Lig. pubicum superius).

Die Schenkelgefäße hält ein Venenhaken oder ein kleiner Tupfer nach lateral. Von medial nach lateral werden die Einzelnähte (Leinenzwirn 60 oder Polyester, Polypropylen 3—0/2—0) mit einer scharfen runden

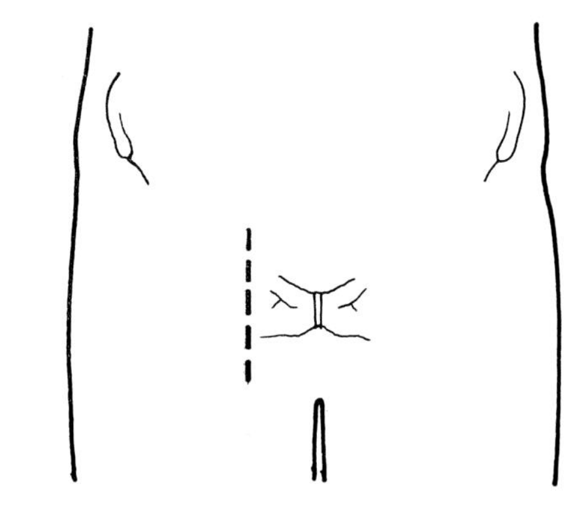

Abb. 49. **Operation der Schenkelhernie. Kruraler Zugang I.** Der Hautschnitt verläuft längs über der Bruchgeschwulst und reicht von 3 cm oberhalb des Leistenbandes bis 3 cm unterhalb der Fossa ovalis.

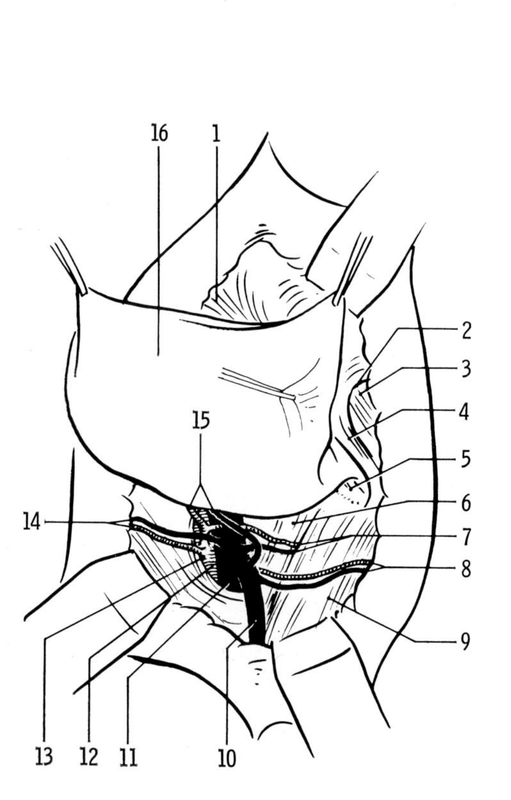

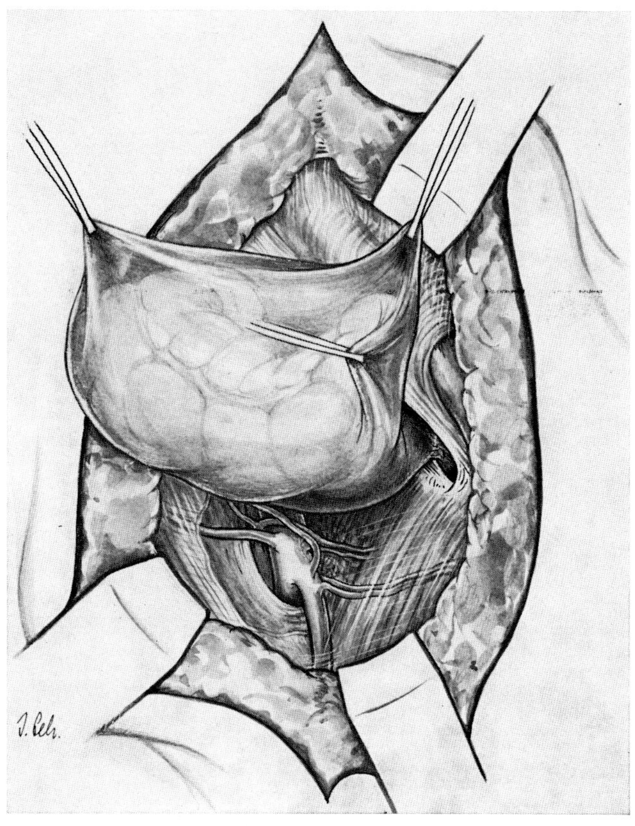

Abb. 50. **Operation der Schenkelhernie. Kruraler Zugang II.** Nach Eröffnen der Fascia femoralis wird der Bruchsack isoliert und zur Bruchpforte hin gestielt. 1 = Lig. inguinale; 2 = Anulus inguinalis externus; 3 = Samenstrang; 4 = Lig. inguinale *(Pouparti)*; 5 = Lig. pubicum sup. *(Cooperi)*; 6 = M. pectineus, Fascia pectinea; 7 = Vasa pudenda externa profunda; 8 = Vasa pudenda externa superficialia; 9 = M. adductor longus; 10 = V. saphena magna; 11 = V. femoralis; 12 = A. femoralis; 13 = Fossa ovalis; 14 = Vasa circumflexa ilium superficialia; 15 = Vasa epigastrica inferiora superficialia; 16 = Bruchsack.

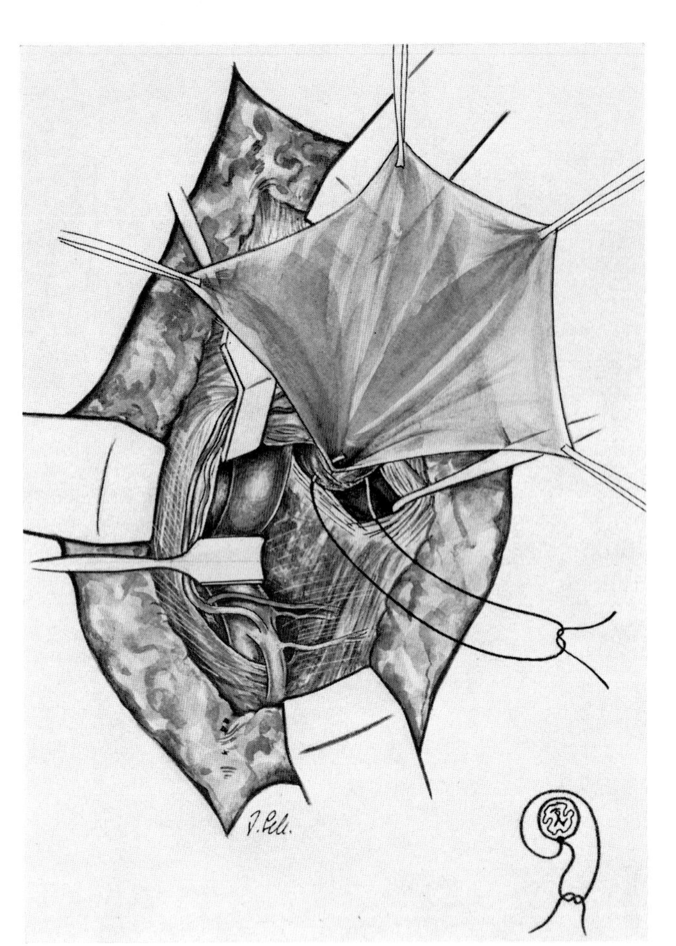

Abb. 51. **Operation der Schenkelhernie. Kruraler Zugang III.** Nach Durchtrennen der Bruchsackhüllen wurde der Bruchsack eröffnet. Eine Durchstechungsligatur verschließt den Bruchsackhals möglichst nahe dem parietalen Peritonäum. Die überstehenden Ränder tragen wir ab.

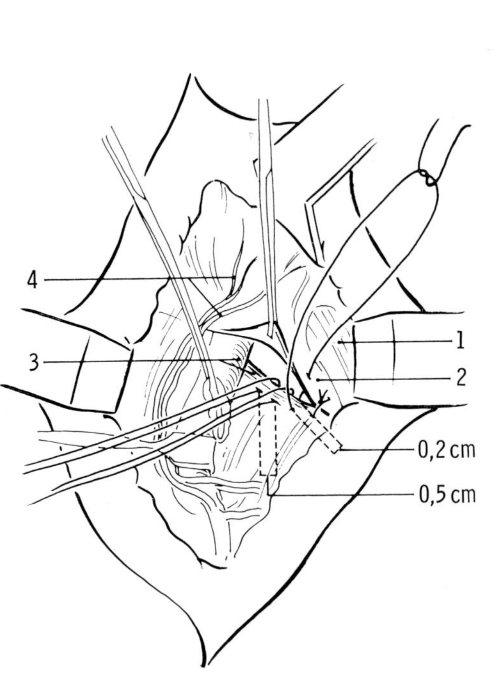

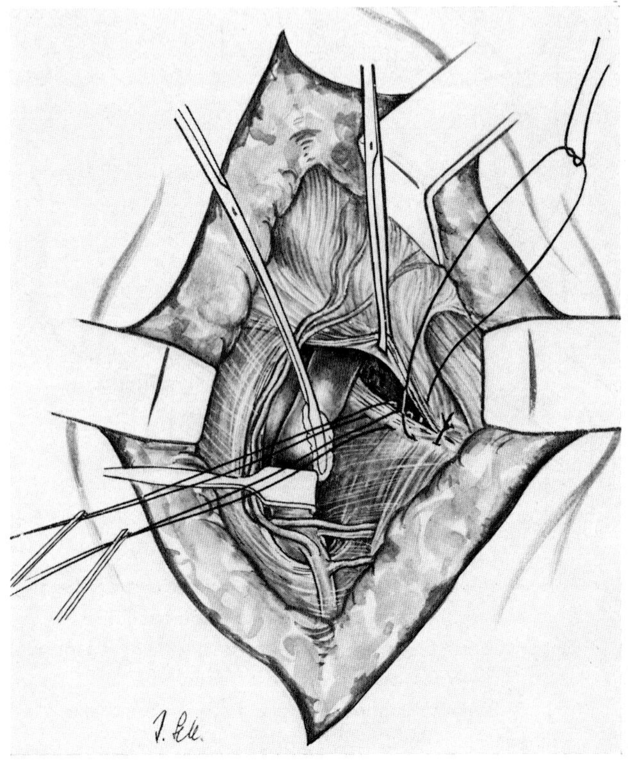

Nadel zunächst unter dem hochgehaltenen Leistenband an das Lig. pubicum superius gelegt und durch Klemmen fixiert (Abb. 52). Diese Nähte können bei tiefer Wunde auch mit einer Bumerang- oder REVERDIN-Nadel geführt werden. Die Fäden werden dann ebenfalls von medial nach lateral breit durch das Lig. POUPARTI geführt, wo sie die Fascia transversalis mitfassen sollen. Während eine Fingerkuppe die ausreichende Größe des Gefäßdurchtritts kontrolliert, werden die Fäden angezogen und geknüpft (Abb. 53).

In der Modifikation nach KUMMER[238] wird die gesamte Bauchmuskulatur trichterförmig zur Einengung in den Schenkelkanal eingezogen (Abb. 54, 55). Es liegt die taktische Überlegung zugrunde, den Schenkelkanal höher zu verschließen. Diese Methode birgt die Verletzungsgefahr des Samenstranges. So sollte sie nur bei Frauen angewandt werden.

Ist die Spannung der Nähte zwischen Lig. inguinale und Lig. pubicum superius zu groß oder sogar unüberwindbar, muß die Methode verlassen und folgende Form des Verschlusses angewandt werden:

Naht des Leistenbandes und des Lig. lacunare an die Fascia pectinea (BASSINI 1893[203]):

Die erste Naht (Leinenzwirn 60, Polyester, Polypropylen 3—0/2—0) faßt medial zunächst das Leistenband und das Lig. lacunare (Lig. GIMBERNATI), anschließend die Fascia pectinea. Mit einem Abstand von ca. 0,4 cm folgen die Nähte im lateral offenen Halbkreis (Abb. 58). Die Gefahr, die V. femoralis einzuengen, ist groß. Der Verschluß ist als Palliativverfahren anzusehen.

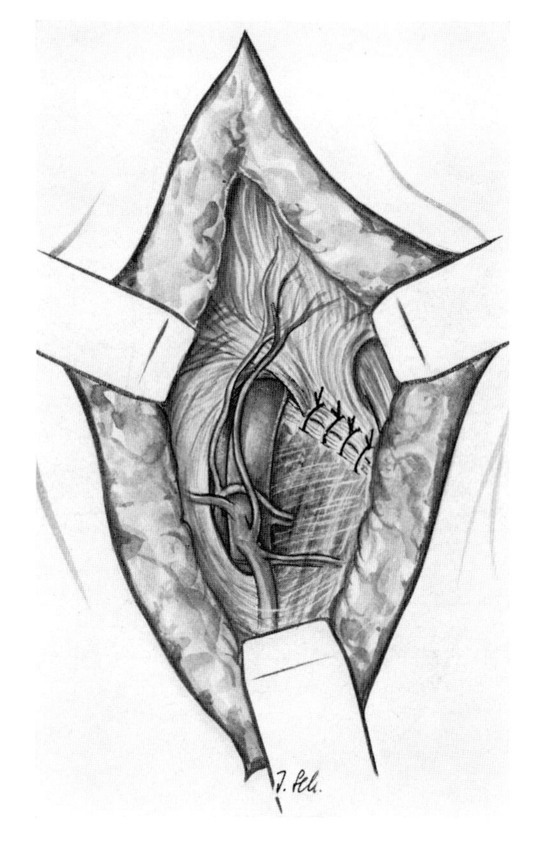

Abb. 53. **Operation der Schenkelhernie. Kruraler Zugang V.** Verschluß der Bruchpforte durch Naht des Leistenbandes an das Lig. pubicum superius. Die Nähte sind geknüpft. Unter Fingerkontrolle wurde ein ausreichender Durchtritt für die V. femoralis belassen.

Ausweichmethode: Verschluß durch einen gestielten Lappen aus der Fascia pectinea (SALZER 1921[234]):

Die Basis des ovalären Lappens wird zunächst an das COOPER-Band genäht, dann hochgeschlagen und auf die Vorderfläche des Leistenbandes gesteppt (Abb. 56 u. 57).

←

Abb. 52. **Operation der Schenkelhernie. Kruraler Zugang IV.** Verschluß der Bruchpforte durch Naht des Leistenbandes an das Lig. pubicum superius. Die Oberschenkelgefäße sind nach lateral durch einen Venenhaken verzogen worden. Eine Klemme hebt den inzidierten Rand der Fascia femoralis an und stellt den freien unteren Rand des Leistenbandes dar. Die Nähte mit nichtresorbierbarem Nahtmaterial beginnen im medialen Wundwinkel und fassen mit einer stark gebogenen Rundnadel durchgreifend den unteren Rand des Leistenbandes, die Fascia femoralis und danach das Lig. pubicum superius *(Cooperi)*. Nahtmaterial: Leinenzwirn 60, Polyester, Polypropylen 2 — 0. 1 = Samenstrang; 2 = Lig. inguinale; 3 = V. femoralis, Lig. pubicum sup. *(Cooperi)*; 4 = Vasa epigastrica inferiora superficialia.

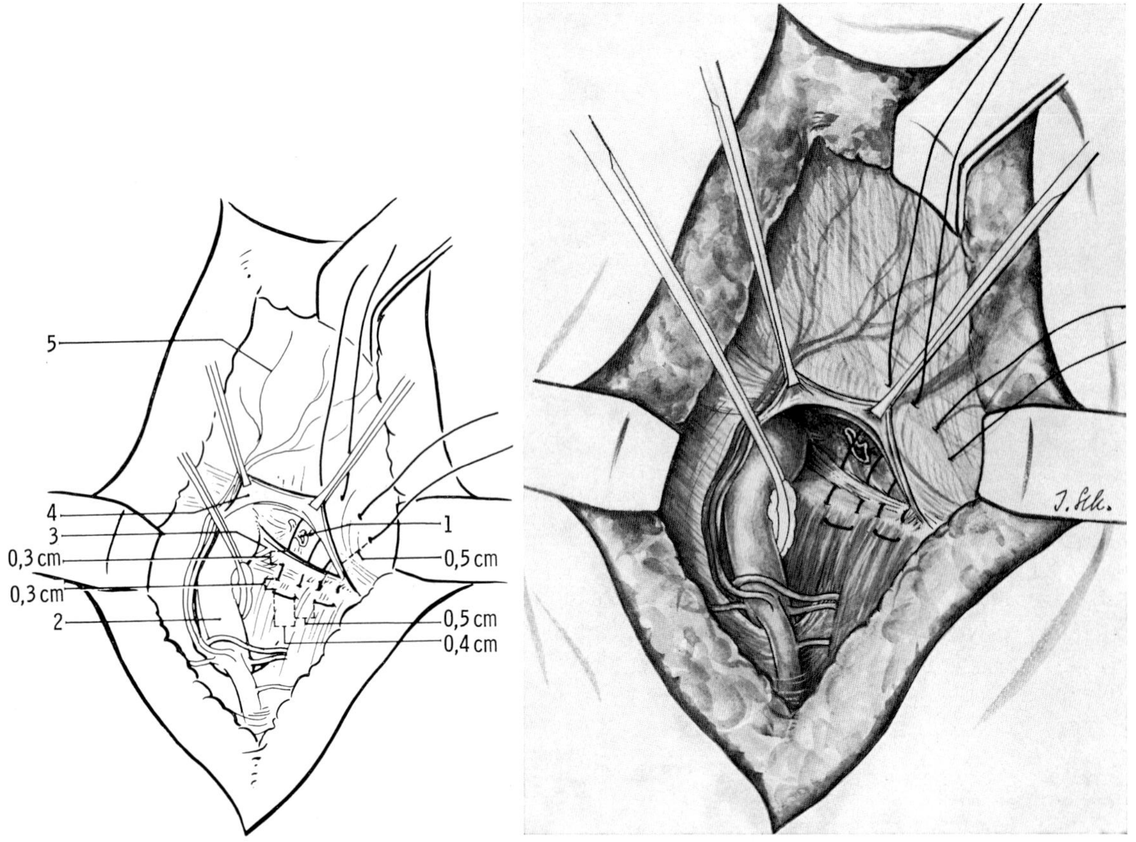

Abb. 54. **Operation der Schenkelhernie. Kruraler Zugang VI.** Verschluß der Schenkelpforte nach *Kummer*. Die Nähte fassen unter sorgfältiger Schonung des Samenstranges die Aponeurose des M. obliquus externus abdominis und die gesamte Breite des Leistenbandes und heften sie breit an das Lig. pubicum superius. 1 = Bruchsack (verschlossen); 2 = V. femoralis; 3 = Lig. pubicum superius *(Cooperi)*; 4 = Lig. inguinale *(Pouparti)*; 5 = Vasa epigastrica inferiora superficialia.

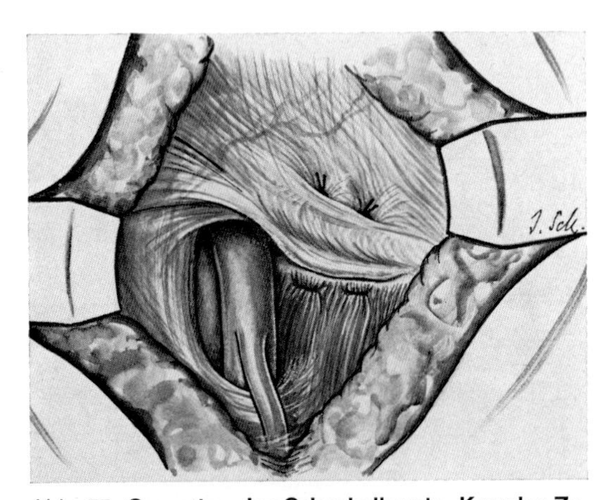

Abb. 55. **Operation der Schenkelhernie. Kruraler Zugang VII.** Verschluß der Bruchpforte nach *Kummer*. Nachdem die Nähte geknüpft sind, liegt die Bauchwand trichterförmig in den Schenkelkanal eingezogen. Diese Methode sollte wegen der Verletzungsgefahr des Samenstranges nur bei Frauen angewandt werden.

Direkter Zugang bei der eingeklemmten Schenkelhernie

Schnittführung (s. S. 49). Ohne den Bruchsack zu isolieren, wird er nahe der Kuppe eröffnet. Der eingeklemmte Eingeweideanteil wird nach Beurteilung des Bruchinhaltes mit einer feuchten Kompresse gehalten. Unter Sicht, möglichst über einer KOCHER-Rinne, erweitert man durch Inzision der Fasern des Lig. lacunare nach medial den Bruchring. Das Lig. inguinale wird nicht durchtrennt.

Nach Eröffnung des Bruchringes lassen sich die vorgefallenen Eingeweideteile hervorluxieren, besichtigen und auch betasten. Ist eine Darmresektion notwendig, soll der untere Zugang verlassen, der inguinale oder

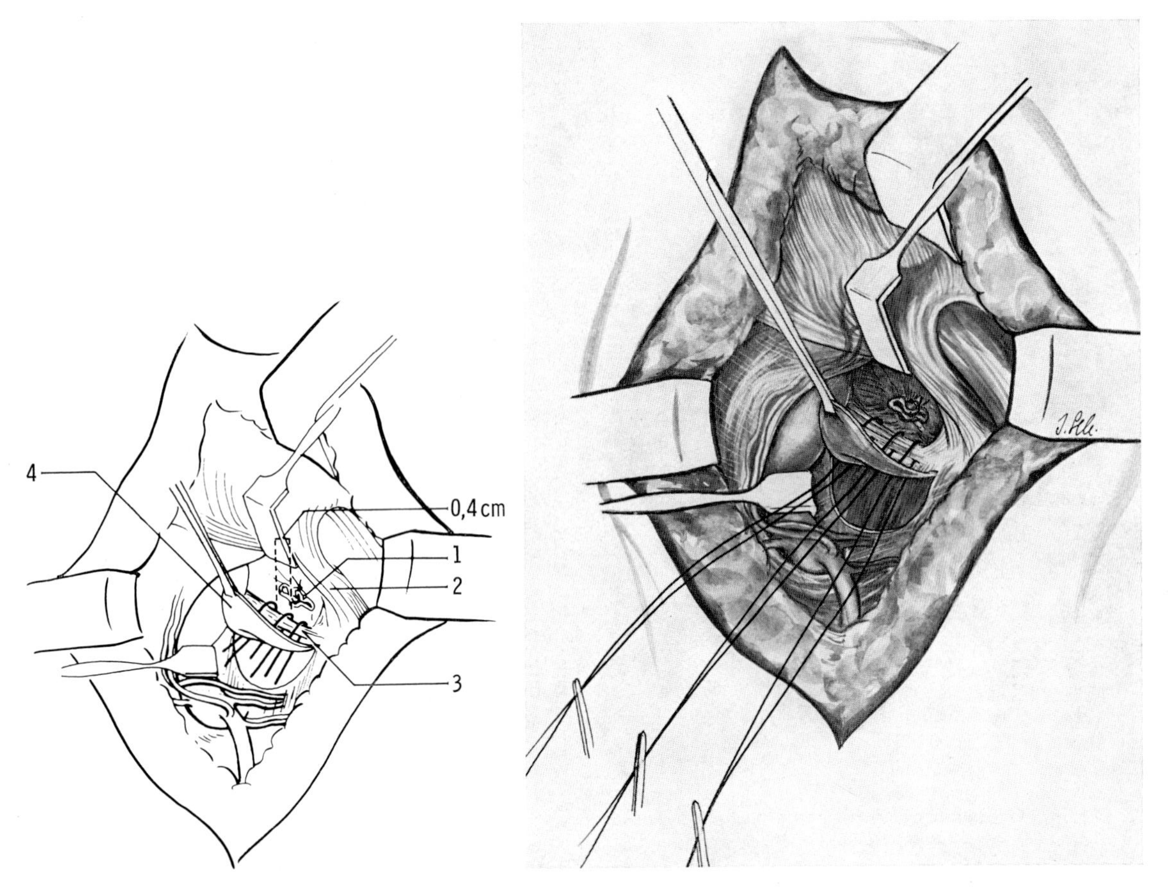

Abb. 56. **Operation der Schenkelhernie. Kruraler Zugang VIII.** Verschluß der Bruchpforte durch einen gestielten Lappen aus der Fascia pectinea. Durch halbkreisförmige Schnittführung wurde ein Lappen aus der Fascia pectinea gelöst, der an der Basis mit dem Lig. pubicum superius in Verbindung bleibt. Zur Sicherung wird die Basis nochmals durch durchgreifende U-Nähte mit dem Lig. pubicum superius *(Cooperi)* vereinigt. 1 = Bruchsack (verschlossen); 2 = Lig. inguinale *(Pouparti)*; 3 = Lig. pubicum sup. *(Cooperi)*; 4 = Lappen der Fascia pectinea.

besser präperitonäale Weg gewählt werden. Indikation und Technik zur Darmresektion s. S. 216, 327, Bd. II, Teil 2.

Ist der eingeklemmte Darmteil intakt (glänzende Serosa, regelrechte graurötliche Farbe, sichtbar pulsierende Arteriolen, durchschnürende Peristaltik), läßt man ihn in die Bauchhöhle zurückschlüpfen. Nun befreit man den Bruchsack von Fett oder von evtl. angrenzenden Organen. Im übrigen gleicht das Vorgehen der Behandlung unkomplizierter Hernien. Findet man trübes Transsudat oder Exsudat im Bruchsack, empfiehlt es sich, vor Verschluß der Wunde ein weiches Drain (PENROSE-Drain oder Handschuhlasche) für 48 Stunden einzulegen. Notfalls verzichtet man auf den Verschluß der Bruchpforte und beendet den Eingriff nach der Beseitigung der Inkarzeration. Der Verschluß der Bruchpforte kann zu einem späteren Zeitpunkt stattfinden.

Komplikationen

Intraoperative Komplikationen

Verletzungen der A. und der V. obturatoria

Ursachen: Abnormer Gefäßverlauf

z. B. Corona mortis = stark ausgebildete Anastomose zwischen A. epigastrica inferior und A. obturatoria.

Verhütung: Subtile Präparationstechnik läßt regelwidrigen Verlauf vorsorglich erkennen.

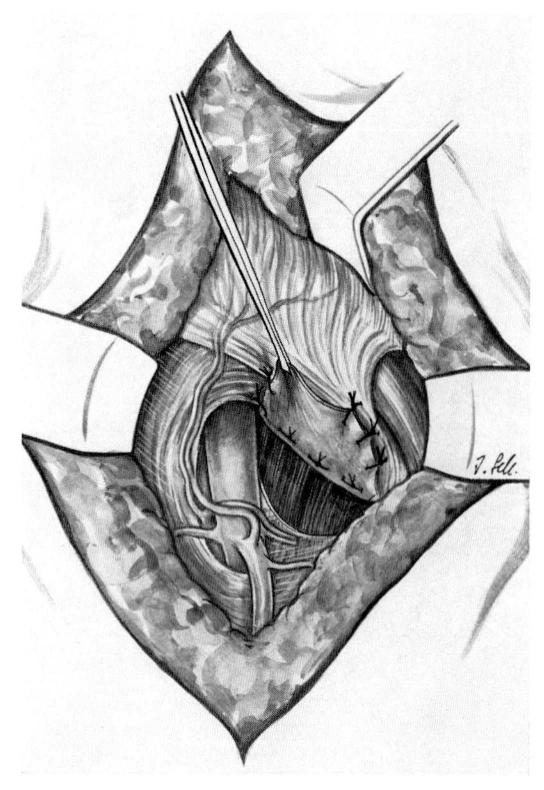

Abb. 57. **Operation der Schenkelhernie. Kruraler Zugang IX.** Verschluß der Bruchpforte durch einen gestielten Lappen aus der Fascia pectinea. Der am *Cooper*-Band durch U-Nähte fest verankerte gestielte Lappen der Fascia pectinea wird durch weitere Einzelnähte an den freien unteren Rand des Leistenbandes sowie die überstehende Lefze der Fascia femoralis fixiert.

Therapie: Kommt es dennoch zur unbeabsichtigten Verletzung oder Durchtrennung, wird der Kanal am lateralen freien Rand des Lig. lacunare erweitert und der Gefäßdefekt gegen das Schambein gedrückt, bis das gesamte Gebiet durch Inzision des Leistenbandes genau dargestellt werden kann.

Verletzungen des Bruchsackinhaltes

Ursachen: Prallfüllung mit ektatischem Darm; entzündliche Verklebungen bei Inkarzeration.

Verhütung: Vorsichtige Präparationstechnik.

Therapie: Gesunder Darm wird unmittelbar versorgt, gangränöse Segmente werden reseziert und bis zur anschließenden Laparotomie vorübergehend abgeklemmt.

Unkontrolliertes Zurückschlüpfen des Bruchsackinhaltes

Ursachen: Spontanes Zurückschlüpfen bei ausreichend weiter Bruchpforte, zu frühe unkontrollierte Reposition.

Verhütung: Kein Repositionsversuch ohne vorherige Kontrolle des Bruchinhaltes, notfalls Fassen von Darm oder Netz mit ALLIS-Klemmen usw.

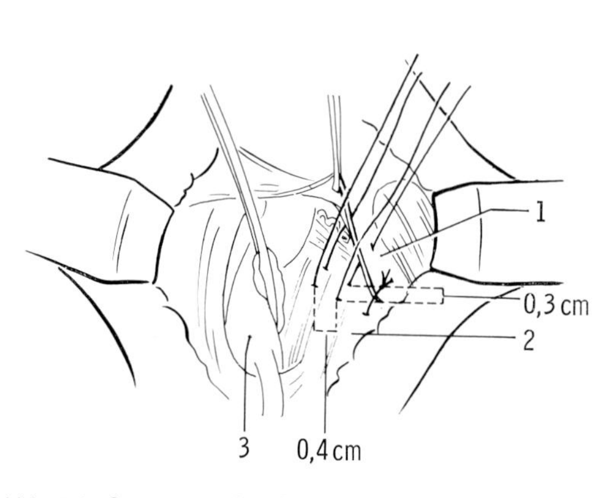

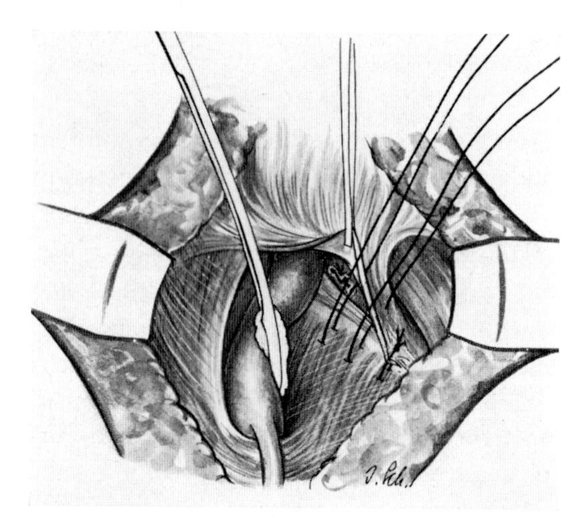

Abb. 58. **Operation der Schenkelhernie. Kruraler Zugang X.** Verschluß der Bruchpforte nach *Bassini*. Da das *Cooper*-Ligament oft sehr schwierig einstellbar ist, wurde bei dieser Methode auf den sicheren Anker verzichtet. Die Methode ist als Palliativeingriff verwendbar. Einzelnähte fassen das Leistenband und den medialen Winkel des Lig. lacunare. Die untere Verbindungsfläche ist die Fascia pectinea. 1 = Lig. inguinale; 2 = Fascia pectinea; 3 = V. femoralis.

Therapie: Beim Verdacht auf eine Schädigung des Bruchinhaltes, insbesondere des Darmrohres erfolgt eine Herniolaparotomie.

Verletzung vorgeschädigten Darmes

Ursachen: Gesteigerte Verletzlichkeit vorgeschädigten Darmes; zu grobe mechanische Manipulationen.
Verhütung: Vorsichtige Präparationstechnik.
Therapie: Ist es zu einer Verletzung des Darmes gekommen, wird die gesunde Darmwand unmittelbar versorgt (s. S. 147, Bd. II, Teil 2); nekrotische Darmteile werden abgeklemmt und es folgt eine Herniolaparotomie zur regelrechten Resektion.

Unmittelbare postoperative Komplikation:

Stauung des Beines durch Einengung der V. femoralis

Ursachen: Nahteinengung der Lacuna vasorum.
Verhütung: Klare anatomische Übersicht.
Therapie: Bildet sich die Stauung nicht innerhalb von 48 Stunden zurück, müssen die Lacuna vasorum frei dargestellt und die eingeengten Gefäßen befreit werden.

Thrombose, Infarkt, Embolie

Ursachen: Eine Stenose der V. femoralis begünstigt die Entwicklung einer Beckenvenenthrombose.
Verhütung: Übersichtliche Präparations- und Nahttechnik.
Therapie: Frühe Mobilisation des Kranken, Antikoagulantientherapie bei Gefährdung oder Anhalt für Stenose des Gefäßstammes.

Späte postoperative Komplikationen

Die wichtigste postoperative Komplikation ist das lokale Rezidiv, das beim nicht eingeklemmten Schenkelbruch mit einer Häufigkeit zwischen 3% und 16%, bei eingeklemmten Brüchen bis zu 23% vorkommt. Das Entstehen eines Leistenbruches als unechtes Rezidiv infolge Verletzung oder zu starker

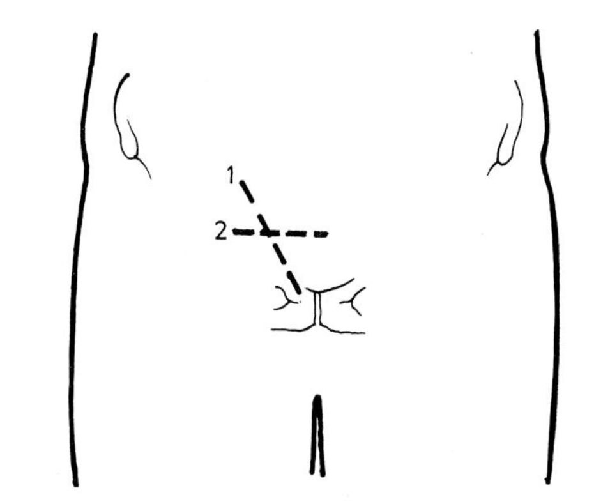

Abb. 59. **Operation der Schenkelhernie. Inguinaler Zugang I.** Schnittführung als Leistenschrägschnitt (1) oder als Horizontalschnitt, der in der Höhe des inneren Leistenringes liegt (2).

Verziehung des Leistenbandes und der Fascia transversalis ist eine weitere gefürchtete Spätkomplikation, die bis zu 8% der Fälle belasten kann[211].
Korrekturoperationen des Rezidivs werden frühestens nach 3 Monaten durchgeführt. Man wählt dann den inguinalen oder präperitonäalen Zugang und die dort mögliche Form des Verschlusses der Bruchpforte.

Inguinaler Zugang

Der Hautschnitt verläuft als Leistenschrägschnitt vom Tuberculum pubicum über den äußeren Leistenring in Richtung auf die Spina iliaca anterior superior. Er ist ca. 10 cm lang und richtet sich in seiner Länge nach der Dicke der subkutanen Fettschicht. Diese Inzision folgt dem Verlauf der Fasern der Faszie des M. obliquus abdominis externus und den Nervenverläufen des N. ilioinguinalis (Abb. 59).
Den Spaltlinien der Haut entspricht der horizontale Schnitt über dem äußeren Leistenring. Naht und Narbe sind kosmetisch gut (Abb. 59).
Nach Aufspalten der SCARPA-Faszie (Fascia superficialis) liegt die Vorderseite der Aponeurose des M. obliquus abdominis externus frei. Eröffnet man in Faserrichtung, trifft man auf den Samenstrang bzw. das Lig. teres uteri (Lig. rotundum). Teils scharf, teils

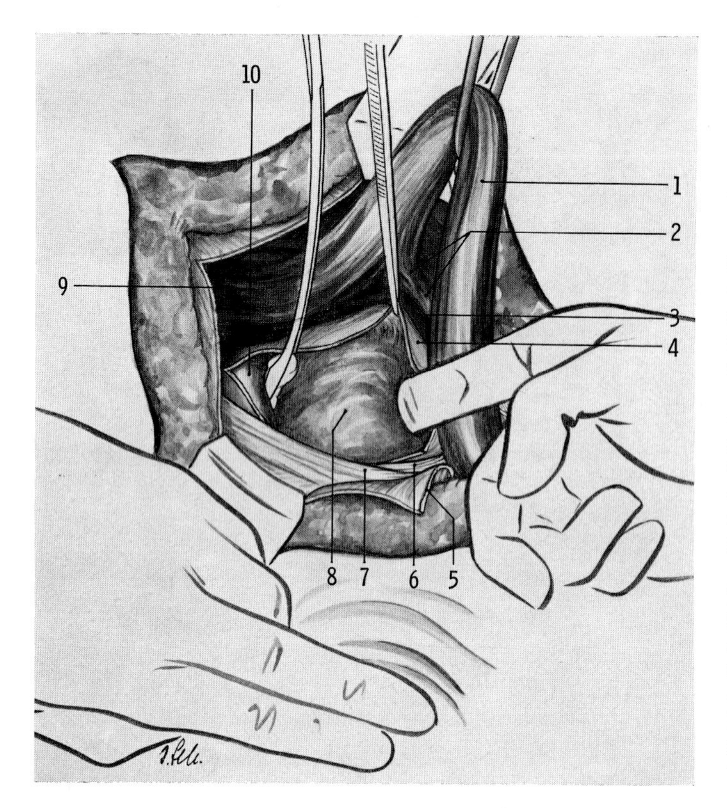

Abb. 60. **Operation der Schenkelhernie. Inguinaler Zugang II.** Nach Durchtrennung der Haut und der Subkutis wird die Aponeurose des M. obliquus externus abdominis über dem Samenstrang aufgespalten. Danach löst man den Samenstrang stumpf aus seinem Bett und verzieht ihn nach kranial. Ist die Fascia transversalis eröffnet, kann man den Hals des Schenkelbruchsackes darstellen. Unter Druck auf die Bruchgeschwulst und leichten Zug am Hals läßt sich der Bruchsack in den meisten Fällen in die Leistenwunde hineinluxieren. 1 = Samenstrang; 2 = M. cremaster lateralis, M. obliquus internus abdominis; 3 = M. transversus abdominis; 4 = Fascia transversalis; 5 = Aponeurose des M. obliquus externus abdominis; 6 = Lig. lacunare; 7 = Lig. inguinale *(Pouparti)*; 8 = Bruchsack; 9 = M. cremaster lateralis; 10 = V. femoralis.

stumpf präparierend löst man den Samenstrang von der Fascia transversalis und schlingt ihn mit einem Zügel an. Es liegt nun die hintere Wand des Leistenkanals frei. Sie wird unter Schonung der epigastrischen Gefäße in der Nähe des Tuberculum pubicum inzidiert. Bei großem Bruch ist es sicherer, die Vasa epigastrica doppelt zu ligieren und zu durchtrennen, um ungewollte Verletzungen zu vermeiden. Sichtbar wird nun medial der V. femoralis der Hals des Schenkelbruchsackes (Abb. 60). Vorsichtiger Druck auf die Bruchgeschwulst und Zug am Bruchsackhals luxieren den Bruchsack heraus. Ist der Bruchring zu eng, wird er durch eine Inzision von 1—2 cm nach medial in das Lig. lacunare, richtiger in die Fasern des Lig. iliopubicum erweitert. Eine Einkerbung des Leistenbandes muß beim unkomplizierten Bruch vermieden werden. Häufig bildet ein Zipfel der Blase den medialen Anteil des Bruchsackes. Er soll scharf gelöst werden. Gelingt dies nicht ohne größere Schwierigkeiten, eröffnet man den lateral liegenden Bruchsack, kontrolliert und löst evtl. seinen Inhalt. Der eingeführte Zeigefinger inspiziert wie bei jeder Hernienoperation die übrigen Bruchpforten. Ähnlich dem Vorgehen beim Gleitbruch reseziert man die überstehenden Peritonäallefzen und verschließt den Bruchsack durch eine Tabaksbeutelnaht oder Durchstechungsligatur (Abb. 62).

Erscheint der Bruchsack verfärbt, besteht der Verdacht einer Nekrose eines eingeklemmten Darmteils, bleibt er zunächst möglichst geschlossen. Durch breite Inzision des parietalen Peritonäums und Erweiterung des Schnittes nach Inzision des M. rectus zur Herniolaparotomie legt man den Bruchsackhals transperitonäal frei (Abb. 61). Es ist empfehlenswert, erst die Resektion des inkarzerierten Darmteils durchzuführen und dann den Bruchsack einschließlich Inhalt, wenn möglich geschlossen, zu entfernen. Weitere Einzelheiten des Vorgehens bei eingeklemmter Hernie mit nicht lebensfähigen Darmteilen s. Bd. II/2,